Jürgen H.R. Thomar

Das war's

Mein Abschied vom Krebs

Dieses Buch widme ich Rudolf Breuss, ohne den ich sicherlich nicht wieder gesund geworden wäre, und meiner lieben Frau Hertha, ohne die ich die Kur nicht durchgestanden hätte.

Jürgen H.R. Thomar

Das war‘s

Mein Abschied vom Krebs

Widmung

Wien, im Frühjahr 2015

Liebe Leserin, lieber Leser,

mein Vater *Jürgen H.R. Thomar* hat nach seiner Krebserkrankung, die er mit der Breuss Kur besiegt hat, über 8 Jahre gesund und aktiv gelebt. Der Krebs ist nie zurückgekehrt, er war nachhaltig besiegt. Leider ist er am 09. Oktober 2012 völlig unerwartet an Herzversagen gestorben.

Noch am Morgen erhielt er bei einer Gesunden-Untersuchung im Krankenhaus beste Resultate. Nach einem gemütlichen Kaffee mit meiner Mutter, ging er in den Garten hinaus. Dort fand sie ihn etwas später am Boden liegend, mit friedlichem Gesichtsausdruck.

Ein schwerer Schock für meine Mutter, unsere Familie, für seine Freunde. Er hatte noch sehr viele Pläne und Projekte. Ende September 2012 hatte er gerade die 5. Überarbeitung seines Handbuches abgeschlossen. Zusätzlich noch ein neues Buch, „**Das war´s**", das Buch, das Sie in Händen halten.
Ein Buch, das sich auch dem Fasten nach Rudolf Breuss widmet. Außerdem sammelte er seit Jahren Erfahrungsberichte von Menschen, die die Breuss Kur durchführten und wollte daraus eine Studie erstellen, um genauere Erfolge und Ergebnisse der Breuss Kur darstellen und beweisen zu können.

Mein Vater widmete die letzten acht Jahre seines Lebens dem Werk von Rudolf Breuss, denn er war fasziniert, wie gut ihm selbst diese Kur geholfen hatte – hatte er durch 42 Tage Fasten seinen Krebs endgültig und nachhaltig besiegt.

Durch seine Bücher, durch Vorträge, einen Fernsehauftritt, durch Begleitung von Fastengruppen und durch seine umfangreiche Website www.breuss-kur.de versuchte mein Vater, die Breuss Kur einem größeren Publikum bekannt zu machen.

Aus Überzeugung, Dankbarkeit, Stolz und auch aus Liebe habe ich beschlossen, das Werk meines Vaters weiterzuführen und auch seine unveröffentlichten Werke herauszugeben.
Ich selbst habe seit Februar 2013 zusammen mit meinem Ehemann Roland und meiner Freundin Dagmar drei 14 tägige Frühlings-Heilfastenkuren nach Rudolf Breuss durchgeführt – einfach zu Hause, neben der Arbeit her. Wir fühlen uns alle drei immer sehr gut, während der Kur und auch danach. Ich kann die Breuss-Kur persönlich nur Jedem wärmstens empfehlen!

Wir bekommen sehr viele positive Rückmeldungen über die Bücher meines Vaters. Die Menschen sind dankbar, dass er seine Bücher so klar und gut strukturiert hat. Es wird somit dem Gesunden und dem Kranken leicht gemacht, die Breuss Kur selbst durchführen zu können.

Im Gedenken an *Jürgen H.R. Thomar* wünschen wir Ihnen Gesundheit

Christina Thomar und Hertha Thomar
Tochter und Ehefrau des Breuss-Experten

Buch

„Wie ich den Krebs in 42 Tagen weghungerte…“ so hätte der Titel des Buches ursprünglich lauten sollen.

Weil diese Schlagzeile jedoch etwas sperrig daher kommt, nennt Jürgen H.R. Thomar das Buch ganz einfach

„Das war's – Mein Abschied vom Krebs“.

In diesen Worten kommt zum Ausdruck, dass der Autor nach dem erfolgreichen Kampf gegen den Krebs mit seinem Buch einen Schlusspunkt unter das Thema „Krebs“ setzen will.

Es bleibt aber bei der schier unglaublichen Geschichte, in der Thomar den Kampf gegen den Krebs in die eigene Hand nahm und zu fasten anfing. Während der Krebskur nach Rudolf Breuss, dem Naturheiler aus Österreich darf man nämlich 42 lange Tage nichts essen, nur spezielle Tees, Brühen und einen Gemüsesaft trinken. - Sonst nichts. 20 Kilogramm nahm der Autor dabei ab.

Alle onkologischen, schulmedizinischen Nachuntersuchungen seit Ende der Kur bestätigen, dass der Autor den Krebs 2004, also vor fast neun Jahren, mit dieser Kur tatsächlich und endgültig besiegt hat.

Dieses Buch, so sagt der Autor, sei sein posthumer Dank an den 1990 im Alter von 91 Jahren verstorbenen Rudolf Breuss, dafür, dass er mit seinem fundierten Wissen und Können ihm geholfen habe, den Krebs zu besiegen.

Thomar möchte mit diesem Buch seinen Beitrag dazu leisten, dass die Krebskur bekannter wird, und sie eines Tages, wie es beispielsweise Frau Dr. Veronica Carstens schon lange empfiehlt, vor jedem Einsatz von Stahl und Strahl durchgeführt wird, und nicht erst, wenn es schier zu spät ist, als letzter Strohhalm danach, wenn der Patient "austherapiert" (ein ganz schlimmes Wort, das Schulmediziner leider allzu häufig und viel zu früh in den Mund nehmen, statt dem Patienten Hoffnung zu geben, und ihm zu helfen) worden ist, wenn ihn also die Schulmedizin aufgegeben hat, und ihn zum Sterben nach Hause schickt.

Aber auch dann ist es nicht zu spät für die Breuss-Krebskur, wie dem Onkologischen Fachbericht im Kapitel 3 entnommen werden kann.

Autor

Bei Jürgen H.R. Thomar, geboren 1938, pensionierter Stabsoffizier und Nichtmediziner, wurde 2001 Krebs diagnostiziert, Prostatakrebs. Nach schulmedizinischer Behandlung in einer Uniklinik wurde ein Jahr später erneut Krebs festgestellt.

Weil die dann, nach vielen, weiteren Untersuchungen vorgesehene zweite schulmedizinischer Therapie wissenschaftlich nicht dokumentier und mit Fragezeichen versehen war, er also als Versuchskaninchen hätte herhalten sollen, wandte sich der Autor enttäuscht der Naturheilkunde zu.

Er fand Hilfe im Buch "KREBS/Leukämie und andere scheinbar unheilbare Krankheiten mit natürlichen Mitteln heilbar" von Rudolf Breuss, dem bekannten Heiler, Naturheilkundigen und Volksmedizin-Experten aus Bludenz in Österreich. Breuss, der im Jahre 1990 im Alter von 91 Jahren verstarb, hat mit seiner Saft-Fastenkur eine

erstaunlich wirksame Therapieform entwickelt, die sich seit Jahrzehnten für viele an Krebs erkrankte Menschen als hilfreich erweist.

Die Durchführung der Breuss-Krebskur selbst erfordert Entschlusskraft und Selbstdisziplin, die der Patient aufbringen muss. Die Kur kann natürlich kein Heilungsversprechen geben (die Schulmedizin übrigens auch nicht), ist jedoch eine unterstützende und erfolgversprechende Maßnahme bei Therapien der unterschiedlichsten Tumor-Arten.

Der Autor machte im Frühjahr 2004 die von Breuss vielfach erfolgreich angewendete Krebskur, ausweislich sämtlicher Nachuntersuchungen seither, mit vollem Erfolg. Nach seiner Kur erstellte er aus Dankbarkeit Breuss gegenüber die Internetseite www.breuss-kur.de, die inzwischen weltweit überaus großes Interesse findet: Mehr als 280.000 Besucher konnte er dort inzwischen begrüßen.

Das war der Beginn von Thomars schriftstellerischer Tätigkeit. Dem Autor gebührt der Verdienst, mit seinem dann herausgegebenen Buch "Die Krebskur nach Rudolf Breuss richtig gemacht" die Kur in eine praktikable Form gebracht, und damit einen Leitfaden zur Durchführung der Krebskur geschaffen zu haben. Das Buch ist als Standardwerk für die erfolgreiche Durchführung der Breuss-Kur anzusehen.

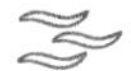

© 2018 Verlag Christina Thomar
CT Consulting e.U., A-1140 Wien
KLG Satzberg Rosenhang 36
www.thomar.net
kontakt@thomar.net

Lektorat: Christina und Hertha Thomar
Implementierung: Adriana Galabova
Layout und Satz: Jürgen H.R. Thomar

Bestellung und Vertrieb:
Nova MD GmbH, Vachendorf

Druckerei-Adresse:
SOWA Sp. z o.o.
Ul. Hrubieszowska 6a
WARSZAWA, 01-209, Polen

Rechtliche Hinweise: Der Autor erteilt Ihnen mit diesem Buch keine Verordnungen, sondern bietet lediglich Informationen aus dem Gesundheitsbereich an, um die Zusammenarbeit mit Ihrem Arzt beim Streben nach Gesundheit zu unterstützen.

Wenn Sie die vorliegenden Informationen ohne Einschalten eines Arztes anwenden, so verordnen Sie sich eine Selbstbehandlung, ein Recht, das Ihnen zusteht.

Autor und Verlag übernehmen keine Verantwortung und haften auch nicht für Personen-, Sach- und/oder Vermögensschäden.

Zweite Auflage Dezember 2018

ISBN 978-3-96443-431-9

Inhalt

KAPITEL 4

KAPITEL 5

KAPITEL 6

KAPITEL 14

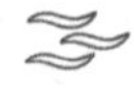

Vorwort

Menschen zu motivieren, auch bei schwerer Krankheit Verantwortung für ihr eigenes Leben selbst zu übernehmen, und zu erkennen, dass sie selbst den Schlüssel zur Genesung in der Hand halten, das sind Beweggründe, die mich veranlassten, dieses Buch zu schreiben.

Bei meinen Vorträgen, Seminaren und auch bei Gesprächen kann ich immer wieder feststellen, dass in vielen Familien das kleine gelbe Buch (in den ersten Jahren seiner Herausgabe war es hellgrün) „KREBS/ Leukämie und andere scheinbar unheilbare Krankheiten mit natürlichen Mitteln heilbar" von Rudolf Breuss, im Schrank liegt. Kein Wunder, denn von diesem Ratgeber wurden weltweit schon über eine Million Exemplare verkauft.

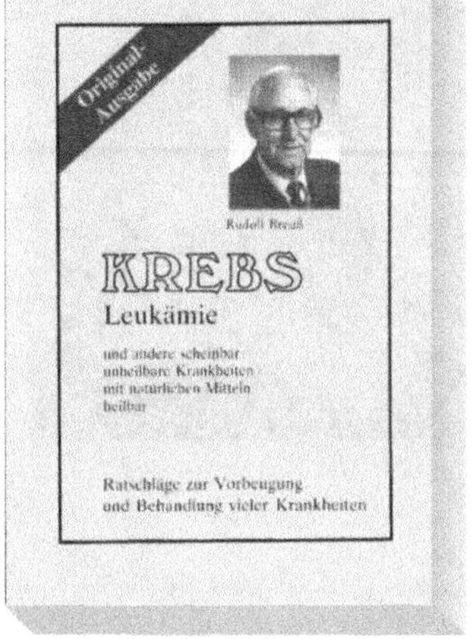

Frage ich nach, dann hat kaum jemand das Buch wirklich oder fertig gelesen und ganz selten treffe ich jemanden, der die Krebskur dann auch tatsächlich gemacht hat, oder in dessen Familie Erfahrungen mit der Breuss-Kur vorliegen. Warum ist das so?

Hier möchte ich ansetzen und meinen Teil dazu beitragen, dass sich dies ändern kann. Ich möchte, dass Krebspatientinnen und Krebspatienten über die Kur nicht nur lesen, sondern mit Hilfe meiner Erfahrungen und Ratschläge die Kur in Angriff nehmen - und gesund werden.

Zum Schluss möchte ich allen Krebspatientinnen und Krebspatienten Mut machen, sich *selbst* zu helfen. Für mich steht fest: Jeder von uns hat nur ein einziges Leben. Die Verantwortung dafür selbst zu übernehmen, die Erfahrungen anderer einzubeziehen, und für sich dann die *richtigen* Entscheidungen zu treffen, ist sicherlich ein guter Weg!

Ist es nicht einen Versuch wert, mit 42 Tagen Selbstdisziplin eine Krebserkrankung nachhaltig zu überwinden?

Mein Erfahrungsbericht möge Ihnen helfen, stark zu sein!

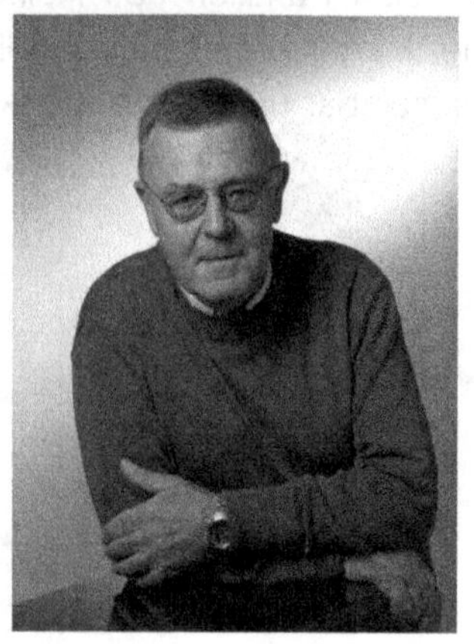

Jürgen H. R. Thomar

Kapitel 1

Meine Krebs-Story, Teil 1

... er hat den Krebs weggehungert!

„In meinem Kundenkreis ist ein Mann, der hat vor fünf Jahren seinen Krebs weggehungert“, sagte Eddi Waldvogel, Unternehmer aus Pfullendorf zu mir, als ich ihn fragte, ob er mir helfen könne.

Ich hatte Herrn Waldvogel aufgesucht, weil ich seinerzeit als Geschäftsführer eines kleinen EDV-Unternehmen auch Internet-Seiten programmiert habe, und wegen seines umfangreichen Internet-Auftrittes mit rund 120 Seiten in ständigem Kontakt zu ihm stand. So auch an jenem Tage.

Ich stünde mit dem Rücken an der Wand, hätte Krebs, aggressiven Krebs sogar, hätte mit den Therapeuten der Uniklinik sämtliche in meinem Falle in Frage kommende Therapiemöglichkeiten sehr eingehend, aber ergebnislos, diskutiert.

Ich hätte den letztlich geplanten, onkologischen Overkill mit drei harten Therapien gleichzeitig, abgelehnt, weil mir die Universitätsklinik drei Tage nach Therapiebeginn mitteilte, die begonnene Therapie sei wissenschaftlich überhaupt nicht dokumentiert, ich sei halt Versuchskaninchen.

Die onkologische Schulmedizin sei bei mir also am Ende ihres Lateins, erläuterte ich Herrn Waldvogel. Ich würde nun verzweifelt nach einer Lösung der für mich aussichtslos erscheinenden Situation suchen.

Es war Anfang März 2004. Draußen war es bitter kalt...

Ich hörte mich sprechen, so, als stünde ich außerhalb meines Körpers und könne zuhören, wie ich meinen Fall schilderte, und was man mir berichtete.

„... er hat den Krebs weggehungert!“ Die Worte setzten sich in meinem Ohr fest.

„Weggehungert!“ - Gedanken schwirrten mir durch den Kopf. „Weggehungert?“ War das denn möglich?

Krebs kann man doch nicht einfach so weghungern! Oder doch? Hatte die Schulmedizin, ich war ja schließlich als Privatpatient im Universitätsklinikum gewesen, hatten da die Onkologen einen erfolgversprechenden Therapieansatz übersehen?

Konnte es sein, dass Krebs auf natürlichem Wege besiegbar ist? So ganz ohne Skalpell, Verstümmelung, nuklearer Bestrahlung, giftiger Chemo, schädigenden Hormonen und massiven Nebenwirkungen?

War meine Situation doch nicht so aussichtslos, wie ich sie bis jetzt gesehen, wie man sie mir aus Sicht der Therapeuten dargestellt hatte?

„Er hat den Krebs weggehungert“. Diese fünf Worte ließen mich einfach nicht mehr los. Sie hämmerten sich in mein Hirn rein.

Zweifel kamen aber auf: Kann das wirklich sein, dass die Natur die bessere, die wirkungsvollere Medizin ist?

Wie dem auch sei. Ich griff nach dem Strohhalm, den ich plötzlich vor meinem geistigen Auge sah, und rief kurz entschlossen in Salem bei Edwin S. an.

Ich schilderte ihm meine Situation und bat um Rat. Edwin Schatz, so hieß der freundliche Mann, bestätigte mir, was ich hören wollte: Er habe vor acht Jahren den Krebs weggehungert.

Wie er das genau gemacht habe, wollte ich nun wissen.

42 Tage nichts essen!

„Ganz einfach“, meinte er, *„gehen Sie in die nächste Buchhandlung, kaufen dort das kleine, gelbe Büchlein von Rudolf Breuss „KREBS/Leukämie“ und machen die darin beschriebene Krebskur 42 Tage lang.*

Sie werden sehen: Die Kur hilft Ihnen! Der Krebs ist weg.

Da können Sie sich drauf verlassen! - Totsicher!“

Kaum hatte ich aufgelegt, fiel bei mir der Entschluss: Das ist die Lösung! Diese Krebskur mache ich. Und zwar sofort.

Sturstrax führte mich mein Weg am nächsten Morgen in die örtliche Buchhandlung und ich bestellte das Buch

„KREBS/Leukämie und andere scheinbar unheilbare Krankheiten mit natürlichen Mitteln heilbar“.

Auf dem Weg nach Hause gingen mir die Worte nicht mehr aus dem Ohr: *„Der Krebs ist weg. - Totsicher!“*

Tags darauf konnte ich das Büchlein abholen und begann, es umgehend zu verschlingen. Schon bald bemerkte ich, dass es im Buch arg durcheinander geht mit den Ratschlägen, Anweisungen und Verboten.

Ich las das Buch dann intensiv durch und stellte für mich fest: Du musst den Inhalt ordnen. Du musst Struktur in die Kur bringen, denn sonst könnte es ja sein, dass Du völlig umsonst die 42 Tage gehungert hast.

Und das wäre einfach blöd.

Die Kuranwendung

Breuss sagt: *"Ich möchte aus gegebenem Anlass betonen, dass meine langjährigen Beobachtungen mir immer wieder bestätigt haben, dass sogenannte Misserfolge meiner Kuranwendung sich nur dann einstellen, wenn meine Kur nicht in allen Punkten strikt eingehalten wurde".*

Da ich nicht umsonst hungern wollte, kniete ich mich in die Vervollkommnung meiner Arbeitsunterlagen rein. Insgesamt habe ich das Buch bis heute acht(!) Mal durchgearbeitet und ausgewertet, nicht nur durchgelesen, um ja keine falschen Ratschläge zu geben, zunächst für mich selbst und heute für alle nachfragenden Krebspatienten. Deshalb sind meine Arbeitsunterlagen rasch gewachsen, sowohl in der Seitenzahl als auch in der Qualität des Inhalts.

Vom 15. März bis zum 25. April 2004 machte ich dann, wohlvorbereitet und konzentriert, die Krebskur nach Rudolf Breuss. Immer eingedenk der oben zitierten Mahnung des Naturheilers.

Die zuvor präzise ausgearbeiteten Unterlagen für Durchführung und Kontrolle waren mir während der 42 Tage dann sehr hilfreich. Sie wurden natürlich während dieser Zeit - aus der Praxis für die Praxis - laufend ergänzt, modifiziert und aktualisiert.

Ergebnis

Vierzehn Tage nach der Kur ließ ich mich vom Urologen untersuchen.

Die PSA-Wert-Bestimmung ergab einen Wert von nur noch 0,53 ng/ml freies PSA!

Der Urologe meinte, wenn in vier Wochen nochmals gemessen würde, und der Wert nicht wieder steige, könne ich davon ausgehen, dass der Krebs besiegt sei.

Der Wert ist danach zunächst gleich geblieben, hat sich aber auf niedrigerem Niveau eingependelt. Bis zum heutigen Tage.

Alles bestens!

Weitere Kontrolluntersuchungen bestätigten den unauffälligen Befund. Chronologisch geordnet ergaben sich seit dem 21. Mai 2004 folgende PSA-Werte: 0,59, 0,55, 0,36, 0,32, 0,42, 0,30, 0,28, 0,33ng/ml.

Letzter „Rundumcheck", die ambulante allgemeine internistische Vorsorgeuntersuchung im Bundeswehr-Krankenhaus Ulm im Sommer 2011 erbrachte nachfolgende Werte:

- PSA-Wert: 0,33 ng/ml,
- Alle Krebsmarker „im grünen Bereich".

Sämtliche seit Beendigung der Breuss-Krebskur gemessenen Werte bestätigen klipp und klar, dass ich den Krebs endgültig besiegt habe!

PSA-Werte wie ein 50jähriger

Mein PSA-Wert schwankt in den letzten 9 Jahren mit geringen Ausschlägen weit unter dem Normalwert 4,0 ng/ml.

Der Durchschnitt der gemessenen Werte lag sogar weit unter 1,0 ng/ml, dem Normalwert eines gesunden unter 50jährigen Mann.

Was will man mehr, wenn man 74 ist?

Ich werde die PSA-Wert-Kontrolle deshalb nur noch - maximal - jährlich durchführen lassen, <u>denn ich fühle mich geheilt!</u>

Nochmals zum Mitschreiben:

Der Krebs ist weg! Ich habe den Krebs besiegt.

Danke Rudolf Breuss!

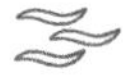

Kapitel 2

Jeder zweite Krebsfall wäre vermeidbar

Die Diagnose Krebs kann jeden Menschen treffen. Aber: Die Hälfte aller bösartigen Tumore ließe sich vermeiden – durch einen vernünftigen Lebensstil.

Die Krebsforschung hat in den vergangenen Jahrzehnten zahlreiche Risikofaktoren identifiziert, die eine Tumorentstehung begünstigen. Manche Gefahren gelten für alle bösartigen Zellwucherungen, manche treffen nur auf bestimmte Krebsarten zu. Viele stecken in den Genen, einige kommen aus der Umwelt. Etlichen Risiken kann kein Mensch entrinnen, andere lassen sich jedoch umgehen oder reduzieren.

Lebensstil beeinflusst bis zu 70 Prozent der Krebsfälle

„Krebs basiert auf einer zufallsbedingten Ansammlung von Veränderungen im Erbgut, sagt Cornelia Ulrich, Professorin für Präventive Onkologie am Deutschen Krebsforschungszentrum (DKFZ) in Heidelberg. *„Der Lebensstil beeinflusst jedoch die Wahrscheinlichkeit, dass diese genetischen Veränderungen relevant werden“,* fährt sie fort.

„Ein vernünftiger Lebensstil garantiert jedoch nicht, dass ein Mensch vom Krebs verschont bleibt. Jeder hat es selbst in der Hand, wie viel vermeidbares Risiko er zu tragen bereit ist.“

„50, vielleicht sogar 70 Prozent aller Krebserkrankungen lassen sich durch Lebensstilfaktoren beeinflussen"

sagt die Krebsforscherin, die auch die Abteilung Präventive Onkologie am Nationalen Centrum für Tumorerkrankungen (NCT) Heidelberg leitet.

Krebs ist auch Schicksal

Die Weltgesundheitsorganisation WHO geht davon aus, dass rund 30 Prozent der Krebserkrankungen in der westlichen Welt auf ungünstige Ernährung und Bewegungsmangel zurückgehen. Umgekehrt kann jeder sein individuelles Krebsrisiko durch gesündere Ernährung und mehr körperliche Aktivität verbessern. Vom Deutschen Krebsforschungszentrum heißt es aber auch, dass es nach bisherigem Kenntnisstand für viele Tumore keine gezielte Vorbeugung zu geben scheint. „Wir wissen zum Beispiel sehr wenig über Einflussfaktoren auf Hirntumore", erläutert Cornelia Ulrich. „Auch für Krebs im Kindesalter spielen Lebensstilfaktoren noch keine Rolle." Die Zufallskomponente sei für die Krebsentstehung nicht zu unterschätzen.[1]

Unter dem Strich bleiben dann solch allgemein positive Gesundheitsfaktoren wie Bewegung, gesunde Ernährung und der Verzicht auf Tabak übrig, wenn jemand aktiv etwas für die Krebsvorbeugung tun will.[1]

—— info ——

1 *FOCUS-Online- 11.6.2012*

40% aller Krebserkrankungen sind vermeidbar!

Durch eine Veränderung der Lebensweise und eine Verbesserung von Präventionsmaßnahmen und Früherkennungsuntersuchungen **könnten bis zu 40% aller Krebsfälle verhindert werden**, wie das WHO-Regionalbüro für Europa zum Weltkrebstag 2010 erklärte.

Die Menschen selbst können ihr Krebsrisiko signifikant reduzieren, indem sie Risikofaktoren (wie Rauchen, starken Alkoholkonsum, übermäßige Sonnenexposition und Fettleibigkeit) gezielt vermeiden und gesünder leben.

Angesichts einer stetig steigenden Häufigkeit von Krebserkrankungen kommt den Regierungen bei der Sensibilisierung der Bevölkerung und bei der Einführung umfassender Früherkennungsmaßnahmen eine zentrale Rolle zu.

„Gut konzipierte und wirksame nationale Programme zur Krebsbekämpfung sind für den Kampf gegen Krebs, aber auch zur Verbesserung des Lebens von Krebspatienten unverzichtbar“, sagt Zsuzsanna Jakab, seit Februar 2010 die Regionaldirektorin der WHO für Europa. *„Wir appellieren mit Nachdruck an die Regierungen, die vier Grundbausteine der Krebsbekämpfung, nämlich Prävention, Früherkennung, Diagnose und Behandlung, konsequent umzusetzen“,* fährt sie fort.[2]

Werden unsere Regierungen dem Rat der WHO zum Wohle der Menschen folgen, damit sie gar nicht erst Krebspatienten werden? Meine Befürchtung: Wohl kaum.

—— info ——

2 *Ausführungen der Weltgesundheitsorganisation (WHO), Regionalbüro für EUROPA am 4.2.2010 unter http://www.euro.who.int/de*

Forscher befürchten weltweit 75% mehr Krebsfälle

Wissenschaftler befürchten in den kommenden zwanzig Jahren einen dramatischen Anstieg der Krebserkrankungen in der ganzen Welt. Die Rate von Neuerkrankungen könnte bis 2030 weltweit um 75 Prozent wachsen, heißt es in einer Studie, die in der Online-Ausgabe der Zeitschrift „Lancet Oncology" (onkologische Lanzette) vom 25.5.2012 veröffentlich ist.

In den ärmsten Entwicklungsländern sieht die Lage demnach sogar noch schlimmer aus. Hier könnte es einen Anstieg von 90 Prozent geben, wie die Forscher des Internationalen Krebsforschungszentrums IARC im französischen Lyon berichten. Sie mahnten, dass sowohl wohlhabende als auch Schwellen- und Entwicklungsländer sich vorbereiten und effektive Präventionsmaßnahmen entwickeln müssten.

„Grund für die Ausbreitung seien unter anderem die sich ändernden Lebensbedingungen und -gewohnheiten", erklärte Studienleiter Freddie Bray der Nachrichtenagentur dpa. Mit der Ausweitung des „typisch westlichen Lebensstils" steige auch das Krebsrisiko.

Dazu gehörten sich ändernde Ernährungsgewohnheiten, wachsende Probleme mit Fettsucht, Rauchen, oder weniger Bewegung. Auch die Tatsache, dass Frauen mit wachsendem Wohlstand immer später und immer weniger Kinder bekommen, erhöhe die Gefahr, etwa an Brustkrebs zu erkranken, erklärte Bray. Weiterer Faktor ist das höhere Alter, das Menschen in wohlhabenden Ländern erreichen.

Eines der Ergebnisse ist aber auch, dass bestimmte Krebsarten wie etwa Gebärmutterhalskrebs, die häufig durch Infektionen ausgelöst werden, durch bessere medizinische Versorgung zurückge-

hen. Dieser Rückgang allerdings gleiche sich durch die Zunahme anderer, typisch „westlicher“ Krebsarten mehr als aus, heißt es.

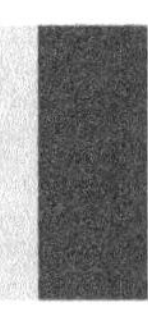

„Krebs ist in vielen Ländern mit hohen Einkommen schon jetzt die Haupt-Todesursache“,

sagte Bray. In den kommenden Jahren werde sich dies auf die ganze Welt ausweiten. „Diese Studie zeigt, dass global gehandelt werden muss, um die wachsende Belastung durch Krebs zu verringern.“

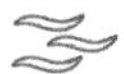

Kapitel 3

Meine Krebs-Story, Teil 2

Schulmedizin, erste Therapie

Heute geht es mir gut, ich bin gesund, treibe Sport und habe wieder Freude am Leben. Und ich lebe gesünder. - Das war nicht immer so.

Im Herbst 2001 fand ich es an der Zeit (es war sogar höchste Zeit!), nach einer Pause von rund zehn Jahren, wieder mal einen „Rundum-Check", eine ambulante, allgemein internistische Vorsorgeuntersuchung, machen zu lassen.

Zusammen mit einem Kameraden aus gemeinsamen Artilleriezeiten fuhr ich also zum Bundeswehrkrankenhaus nach Ulm, um wieder Mal „nach dem Rechten" sehen zu lassen.

Mit damals 63 Jahren, das weiß ich heute, war ich in einem Alter, in dem die Wahrscheinlichkeit bestand und besteht, an Prostatakrebs zu erkranken, weil diese zwischen dem 50. und 85. Lebensjahr bis auf das 40-fache ansteigt! Das Alter spielt bei der Erkrankung an Prostatakrebs nämlich eine wesentliche Rolle. Über 80% aller Männer, bei denen ein Prostatakarzinom diagnostiziert wird, sind älter als 60 Jahre.

Und eine weitere, mir *heute* bekannte Zahl, ist beängstigend:

> 85% der über 65jährigen Männer sind nicht prostatakrebsgefährdet, NEIN, sie haben den Prostatakrebs!

Ich war also im richtigen Alter, um eigentlich nicht überrascht zu sein, eine schlimme Nachricht zu erhalten.

Doch vorbereitet war ich darauf nicht. Mit Krebs hatte ich einfach „nichts am Hut". Und von Vorsorgeuntersuchungen in Sachen „Krebs" hatte ich noch nie was richtig mitbekommen. Thomar, wie er leibt und lebt.

Das sollte sich ändern...

Wie ein Keulenschlag!

Im Laufe der allgemein internistischen Vorsorgeuntersuchung in Ulm wurde, neben vielen anderen Untersuchungen und Tests, in der Urologie auch die rektale Tastuntersuchung durchgeführt, die ich auch schon früher beim Urologen öfter „erfahren" durfte. Sie war heute wieder „ohne Befund".

Nicht so die Blutuntersuchung, der sog. PSA[3]-Test. Das Ergebnis war weit weniger erfreulich: Mit 11,0 ng/ml, lag der Wert weit jenseits der Norm, auch jenseits des sog. Graubereiches, er war „stark karzinomverdächtig".

Bei der Ultraschallkontrolle und der Biopsie[4] am selben Tage wurden rechtsseitige und mittlere Biopsate, Adeno-Karzinom, G1 bis G2, festgestellt und der Gleason-Score[5] mit 2+2=4 gemessen. Letzterer Wert sagt aus, dass der diagnostizierte Prostatakrebs noch nicht sehr aggressiv war (relativ geringe Stufe der Gefähr-

lichkeit). Das Ergebnis der Gewebeuntersuchung bestätigte also den Krebs in der Prostata!

Die Diagnose

Diagnose: Krebs!

traf mich wie ein Keulenschlag!

Mit der *Krankheit Krebs* hatte ich überhaupt nicht gerechnet!

Fragen schwirrten mir durch den Kopf:

- Wieso ausgerechnet ich?
- Hatte ich nicht vor elf Jahren das Rauchen aufgegeben?
- Hatte ich nicht dafür gesorgt, den Stress abzubauen?
- Was muss ich tun, um mit dieser Nachricht fertig zu werden?
- Kann ich mit dieser Diagnose weiter leben?
- Wenn JA, wie lange noch?
- Was muss ich regeln?
- Wieviel Zeit habe ich dazu?
- Welche Chance habe ich?
- Habe ich überhaupt noch Chancen?

Fragen über Fragen...

Sie sollten, eine nach der anderen, später geklärt werden.

Man lernt ja dazu...

Die Diagnose wird erhärtet

Um sicher zu gehen, wurde nach 14 Tagen ein CT zur PSA-Kontrolle durchgeführt. Ergebnis: 9,16 ng/ml, also etwas geringer als zwei Wochen zuvor, aber wiederum viel zu hoch. Vier Tage später schließlich diagnostizierte auch die Strahlentherapie der Universitätsklinik einen PSA-Wert von 9,2 ng/ml und einen Gleason-Score mit ebenfalls 2+2=4. Die CT- und die nochmalige Blutuntersuchung bestätigten und erhärteten die Diagnose.

0-4 ng/ml**) PSA Normalwert	>4-10 ng/ml PSA Graubereich	>10 ng/ml PSA karzinom-verdächtig	11,0 ng/ml PSA mein PSA-Wert

Der oben angesprochene und unten in seinen verschiedenen Stufen dargestellte Gleason-Score war mit 2.0 zu jenem Zeitpunkt noch ungefährlich niedrig.

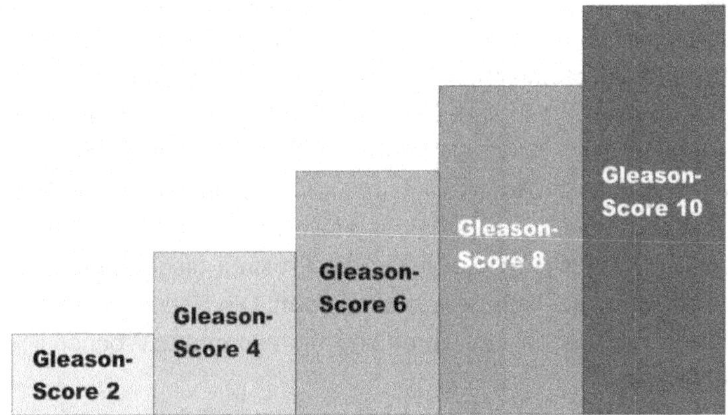

Es stellte sich jetzt die Frage nach der für mich besten Therapie.

Qual der Wahl: Die richtige Therapie

Somit stellte sich jetzt die Frage nach der für mich besten Therapieform. Als Privat-Patient vor die Alternative gestellt, welche Therapie ich wählen würde, nämlich

- die Totaloperation oder
- die Strahlentherapie von außen oder
- die Strahlentherapie von innen,

entschied ich mich aufgrund der mir vorgetragenen guten Erfolgsaussichten für letztere, die Strahlentherapie von innen.

Die erfolgversprechende Brachytherapie.

Die permanente Brachytherapie (griech.: brachys = nah/kurz) ist eine Form der Strahlentherapie, bei der eine Strahlenquelle innerhalb des zu bestrahlenden Gebietes im Körper des Patienten platziert wird. Die strahlenden Teilchen (Iod 124) wurden bei mir direkt in die Prostata eingeführt. Der Eingriff erfolgte am 6. März 2002 in der Strahlentherapie/Urologie der Uni-Klinik. Und das geschah so: Zunächst wurden ultraschallgesteuert 15 Hohlnadeln in die Prostata eingebracht. Über diese Hohlnadeln wurden dann 50 kleine radioaktive Körner (sog. Seeds) in die Prostata eingebracht und die Hohlnadeln anschließend wieder entfernt. Die Seeds verblieben im Körper und gaben ihre Strahlung über mehrere Wochen in die Prostata ab.

Aufgrund der geringen Halbwertzeit von Iod 124 von nur rund vier Tagen strahlte ich unmittelbar nach der OP, bildlich gesagt, wie ein Kilo Steinpilze kurz nach Tschernobyl. Nach zwei Jahren hatten die Seeds ihre Aufgabe erfüllt und blieben bzw. bleiben bei mir, nicht mehr strahlend, als „Andenken an diese Therapie" im Körper.

Nach Aussage der behandelnden Ärzte hätte diese Therapie zu 95 Prozent erfolgreich sein sollen. - Und tatsächlich: Das Ergebnis der Nachuntersuchung sprach für einen Erfolg: Der PSA-Wert war von 11 ng/ml als Ausgangswert vor der Therapie auf den überaus niedrigen Stand von 1,1 ng/ml gesunken!

Es konnte also gefeiert werden!

info

[3] *Das prostataspezifische Antigen (PSA) ist ein Enzym, das dem Ejakulat beigemengt ist. PSA ist zum wichtigsten Marker der Urologie in*

Deutschland geworden und ist hier der empfindlichste Parameter in der Diagnostik des Prostatakarzinoms.

In USA und in Schweden hält man den PSA-Test zur Früherkennung des Prostatakrebses jedoch für wenig sinnvoll.

4 *Mit dem Begriff Biopsie bezeichnet man die Entnahme und anschließende Untersuchung einer Gewebeprobe. Die Gewebeprobe selbst nennt man Biopsat.*

5 *Ein Gleason-Score von 2 bis 4 steht für gut differenzierte Tumore (Grad 1 nach TNM), ein Score von 5 bis 6 beschreibt mittelgradig differenzierte Tumore (Grad 2 nach TNM), ein Score von 7 steht für mittelgradig bis schlecht differenziert (Grad 2-3 nach TNM) und ein Score von 8 bis 10 für schlecht- bis entdifferenzierte Tumore (Grad 3 nach TNM).*

Tumore mit einem Score von 8 bis 10 sind oft schnell wachsende aggressive Tumore, die zum Zeitpunkt der Diagnosestellung häufiger schon fortgeschritten sind. – Wikipedia

Kapitel 4

Die Breuss-Krebskur im Schulmedizinischen Test

8 todkranke Krebspatienten machen die Krebskur

Nicht nur ich habe die Breuss-Krebskur erfolgreich angewendet. Breuss spricht in seinem Buch von 40.000 geheilten Krebspatientinnen und Krebspatienten. Mein Wunsch wäre, dass noch viel mehr Menschen durch die Kur gesund werden.

Auch die Schulmedizin hat sich - eigentlich gegen ihren Willen - mit der Kur beschäftigt. Und das kam so: Im Dezember 1982 ging der größte Wunsch des Rudolf Breuss nach einer "schulmedizinischen Prüfung" seiner von ihm entwickelten Krebs-Behandlungsmethoden in Erfüllung.

In der Sonnenberg-Klinik in Bad Sooden-Allendorf (eine Klinik der Wicker-Gruppe, die heute 12 Rehabilitationskliniken und 2 Akut-Krankenhäuser, in Hessen, NRW und Thüringen führt) wurde die Breuss-Krebskur erstmals klinisch durchgeführt. Rudolf Breuss war vom Inhaber der Wicker-Kliniken persönlich eingeladen worden, bei der Behandlung von acht todkranken Krebspatienten, die nur noch maximal acht Wochen zu leben hatten, also austherapiert waren, mitzuwirken. Die Patientinnen und Patienten hatten ausdrücklich um die Behandlung mit der Breuss-Kur gebeten.

Chefarzt der Klinik war damals Prof. Dr. med. Friedrich Douwes. Nach eigener Aussage kannte er die Breuss-Krebskur zu diesem Zeitpunkt nicht und stand dem Versuch skeptisch gegenüber.

So fuhr Rudolf Breuss zusammen mit seinem Enkel, Walter Margreiter (der das Breuss-Buch und die begleitende Literatur in Bludenz/Österreich herausgibt, und der mir zwischenzeitlich persönlich bekannt ist), nach Bad Sooden-Allendorf, um an dem schulmedizinischen „Versuch“ teilzunehmen.

Unter der Leitung von Prof. Douwes und den schulmedizinischen Bedingungen einer Klinik wurden die acht Patienten 42 Tage nach der Krebskur von Rudolf Breuss behandelt. Die Ergebnisse waren für Chefarzt Prof. Douwes so überraschend positiv, dass er einen

„Onkologischen Fachbericht“

über die Breuss-Kur verfasste. Dieser wurde unter dem Titel

„Hat das Fasten in der Therapie von Tumorpatienten einen Sinn?“

im Fachblatt *Krebsgeschehen, Klinik und Praxis der Onkologie* veröffentlicht.

Da dieser Bericht das Vertrauen in die positive Wirkung der Krebskur nach Rudolf Breuss zu stärken vermag, weil er von schulmedizinischer Seite stammt, habe ich im HANDBUCH DER KREBSKUR umfangreiche Auszüge daraus veröffentlicht. Lassen Sie mich hier das Wichtigste in Kürze darstellen. Titel und Quelle des Fachberichtes finden Sie im Literatur-Verzeichnis unter „Krebsgeschehen“.

Ich zitiere die Studie auf den nächsten Seiten:

„Pilotstudie mit einer 42-tägigen Gemüse-Saftkur bei 8 Patienten mit fortgeschrittenem Tumorleiden

Jeder onkologisch tätige Arzt wird irgendwann in seinem Leben Patienten gegenüberstehen, gegen deren fortgeschrittenes Tumorleiden kein gängiges Mittel mehr zur Verfügung steht. In dieser Situation befinden wir uns leider öfter. Patienten und deren Angehörige neigen dann häufig dazu, auf Außenseitermethoden zurückzugreifen, um sich so ärztlicher Hilflosigkeit zu entziehen. Es stellt sich dann immer wieder die Frage, ob es nicht besser wäre, - auch um den Patienten zu schützen, solche Außenseitermethoden unter klinischen Bedingungen durchzuführen. Es würde sich dann auch die Möglichkeit ergeben, deren Wert oder Unwert zu prüfen.

Über Patienten erfuhren wir von Rudolf Breuss, einem österreichischen Heilpraktiker, der angab, mit Hilfe seiner 42-tägigen Gemüse-Saftkur viele Krebspatienten, auch in fortgeschrittenen Fällen, geheilt zu haben. Nachdem wir uns, soweit es möglich war (wissenschaftliches Schrifttum liegt nicht vor), über die Methode informiert hatten, und wir zunehmend von 8 Patienten gebeten und gedrängt wurden, eine solche 42tägige Saftfastenkur durchzuführen, haben wir unter schwersten inneren Bedenken schließlich eingewilligt und dabei zwei Ziele verfolgt:

a) Wenn schon eine solche Kur von Patienten durchgeführt wird, ist es besser, dies unter klinischer Beobachtung zu tun, um evtl. Risiken frühzeitig zu erkennen, und evtl. zu beseitigen.

b) Die Wirkung einer solchen Maßnahme kritisch zu bewerten, um entweder den Wert oder den Unwert einer solchen Maßnahme festzustellen.

Methodik

Die Teilnehmer wurden vor Therapiebeginn mit aller Eindringlichkeit auf mögliche Risiken hingewiesen. Alle erklärten schriftlich ihr Einverständnis zur Durchführung und Teilnahme an einem solchen klinischen Experiment.

Bei allen Patienten lagen metastasierende Malignome verschiedenster Lokalisationen vor, übliche Therapieverfahren waren entweder ausgereizt oder nicht mehr anwendbar.

Alle Patienten wurden vor Therapiebeginn noch einmal sorgfältig untersucht und alle Daten exakt registriert.

Die Therapie bestand aus einer 42 Tage dauernden Gemüse-Fastenkur, in der die Patienten keine feste Nahrung zu sich nahmen, sondern lediglich einen halben bis einen Liter Gemüsepress-Saft, bestehend aus einer Mischung von Roten Beten (3/5), Möhren (1/5), Sellerie (1/5) sowie einer Spur von Rettich- und Kartoffelsaft, angereichert mit pasteurisierter Molke (Breuss-Saft, Firma Biotta). (Red. Wenn Prof. Dr. Douwes hier von „Molke“ spricht, so ist keine Molke im eigentlichen Sinne, sondern die Art der Haltbarkeitsmachung des Fertig-Gemüsesaftes von Biotta gemeint.)

Neben dem „Breuss-Saft“ wurden täglich zwei Tassen salzfreie Gemüsebrühe verabreicht sowie etwa 2 Liter Flüssigkeit in Form von verschiedenen Kräutertees (Salbei, Storchenschnabel, Zinnkraut, Brennnessel, Johanniskraut, etc.)

Auf Medikamente wurde so weit wie möglich verzichtet. Nur die Schmerzmedikamente wurden weiterhin appliziert, außerdem wurden regelmäßige balneo-physikalische (Red.: Behandlungen wie Bewegungsbäder, Massagen, Moorpackungen, Strom, usw.) Anwendungen und Körperbewegungen verordnet.

Darüber hinaus trafen die Patienten sich täglich dreimal zu einem Gruppengespräch, zweimal wöchentlich wurde eine Gruppenthera-

peutische Sitzung unter Leitung unserer Psychologen durchgeführt.

Therapieüberwachung

Die Therapieüberwachung erfolgte sehr engmaschig durch regelmäßige Blut- und Urinkontrollen. Neben den üblichen Laborkontrollen wie BKS, Blutbild, Leber- und Nierenwerte wurden insbesondere der Stickstoffwechsel beobachtet sowie die Elektrolyte und die Blutgase regelmäßig kontrolliert. Das Körpergewicht wurde dreitägig registriert.

Ergebnisse

Zusammengefasst kann gesagt werden,

- dass es den 8 Patienten während der 42-tägigen Gemüsesaft-Fastenkur sehr viel besser ging, als wir je erwartet hatten.
- Sie waren während der Zeit leistungsfähig bis auf die Patienten, die schon vor Therapiebeginn weitgehend bettlägerig waren.
- Nach Beendigung der Fastenkur erholten sich die meisten Patienten auffallend und konnten ihren Karnowsky-Index innerhalb von 3 Monaten erheblich verbessern.
- Die Gewichtsabnahmen während der Fastenkur betrugen durchschnittlich 11,7 kg (Median 11,4 kg) und variierten von 8,9 bis 15,6 kg. Der Gewichtsverlust war am größten bei Patienten mit Übergewicht, während die anderen weniger im Gewicht abnahmen.
- Bereits innerhalb von 4 Wochen hatten die meisten Patienten ihr Ausgangsgewicht wieder erreicht.
- Zu weiteren Komplikationen kam es nicht. Die Laborparameter zeigten im Allgemeinen wenig Veränderungen, in denen auch

keine deutlichen Patrone (Red.: therapeutisch relevante Auffälligkeit) zu entdecken waren. Sie werden hier deshalb nicht weiter besprochen. Nur in einem Fall wurde ein Harnsäureanstieg registriert, der eine medikamentöse Therapie erforderlich machte.

Diskussion

Die 42-tägige Gemüsesaft-Fastenkur hat keinem der Patienten wesentlichen Schaden gebracht. Dass eine Patientin während der Fastenkur verstarb, lag nicht an der Therapie selbst, sondern an der Tatsache, dass sie bereits vor der Therapie Hirnmetastasen hatte, und zu Therapiebeginn eine Lebenserwartung, die deutlich unter 3 Monaten lag.

Auch die beiden anderen Patienten, die unmittelbar nach der Fastenkur starben, haben durch die Kur eher profitiert. Vor allem stellte sich Schmerzfreiheit ein, so dass diese Patienten während der Kur beschwerdefrei waren und weitgehend auf Analgetika (Red.: schmerzstillende Substanzen) verzichten konnten, was ihre geistige Mobilität förderte.

Die übrigen 5 Patienten haben von der Therapie auch hinsichtlich ihres Krankheitsverlaufes eher profitiert.

Ein Patient zeigte während der Therapie ein No Change und 2 Patienten eine vorübergehende partielle Remission, 2 Patienten eine komplette Remission.

Prof. Dr. med. Friedrich Douwes, Sonnenberg-Klinik“

------------------------- **Ende des Zitates aus dem Onkologischen Fachbericht**

Mein Kommentar

Als Leser des Onkologischen Fachberichtes im Original kann ich feststellen, dass von den acht von der Schulmedizin bereits aufgegebenen, austherapierten, Patienten, von denen aber nur sechs von der körperlichen Verfassung her überhaupt in der Lage waren, die Krebskur zu machen, zwei - also ein Drittel der Patienten - **völlig gesund** wurden, was für die vom Krebs vollständig genesenen Patienten ein Geschenk des Himmels oder auch des Rudolf Breuss und seiner „Saftkur" war.

Reaktionen aus der schulmedizinischen Fachwelt

Frau Dr. med. Veronica Carstens berichtet in Ihrer Schrift *Diagnose und Therapie von Krebs mit Mitteln der Erfahrungsheilkunde* u.a. vom

Krebskongress

der Deutschen Gesellschaft für Onkologie

am 5.11.1983 in Baden-Baden

und zitiert dabei Prof. Dr. Douwes, der dort von seiner Pilotarbeit berichtet. Ich zitiere Frau Dr. Carstens wörtlich:

- Acht aufgegebene Krebspatienten, bei denen alles vergeblich versucht worden war, und die voller Metastasen waren, verlangten, man möge die Breuss'sche Fastenkur bei ihnen einsetzen.

- Das Ergebnis war frappierend: Innerhalb von 4 Tagen waren alle Patienten schmerzfrei und physisch obenauf.
- Nach der Kur waren zwei klinisch vollständig von Metastasen und Tumoren befreit, vier Patienten zeigten einen Rückgang aller Tumore und Metastasen.
- Nur zwei Patienten verstarben (Red.: Lassen Sie mich ergänzen, dass diese Patienten bettlägerig waren und so die Kur wohl kaum hätten mit Erfolg machen können).

Beurteilungen

Prof. Dr. Douwes beurteilt auf dem Kongress das Ergebnis so:

> *„Wollte man die Breuss'sche Fastenkur als ein* ***Medikament*** *bezeichnen, so müsste man ihm bescheinigen, dass es völlig unschädlich und im Endstadium des Krebses voll wirksam ist, weil es bei 75% der Krebskranken ansprach."*

Und weiter führte er aus:

> *„Ein solches Medikament sollte man* ***an den Anfang der Behandlung*** *setzen und nicht an das Ende, also dann, wenn durch eingreifende Kuren (Red.: gemeint sind Operation, Bestrahlung und Chemotherapie) die Abwehr des Patienten zusammengebrochen ist."*

Dem ist nichts hinzuzufügen.

Absolut nichts!

Kapitel 5

Meine Krebs-Story, Teil 3

Schulmedizin, 2. Therapie

Ein Jahr später...

Die Therapie ist fehlgeschlagen!

Zu früh gefeiert!

Bei der Nachuntersuchung am 24.10.2003 in der Uniklinik Ulm wurde festgestellt:

Der Krebs war noch da - oder er war schon wieder da!

PSA-Wert um 154% gestiegen!

Der PSA-Wert war wieder gestiegen, zunächst auf 1,5 ng/ml, später auf 1,7 ng/ml, wobei man wissen muss, dass es weniger auf die Höhe des Wertes ankommt, als auf die Steigungskurve, die bei diesen Ergebnissen besorgniserregend war:

Die Steigerung allein - in so kurzer Zeit, also von Frühjahr 2002 bis

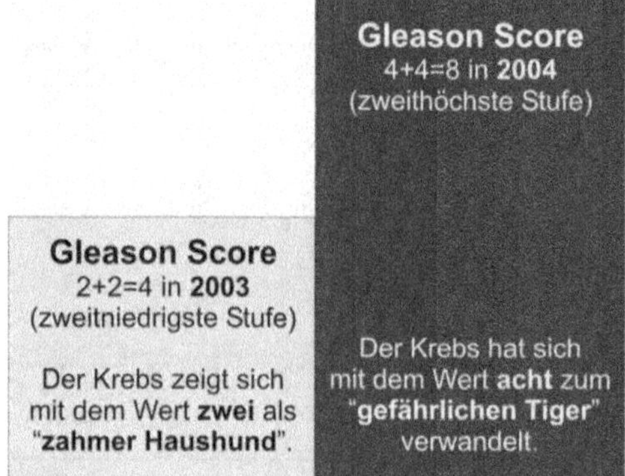

zum Frühjahr 2003 - war schon stark, sie war beängstigend. Wenigstens für mich.

Diskussionen mit den Spezialisten der Klinik zogen sich hin. Diskussionen darüber, woran die Steigerung wohl gelegen haben könnte, was wohl zu tun und zu kontrollieren wäre und, und, und ...

Die Zeit verging. Und nichts Entscheidendes geschah...

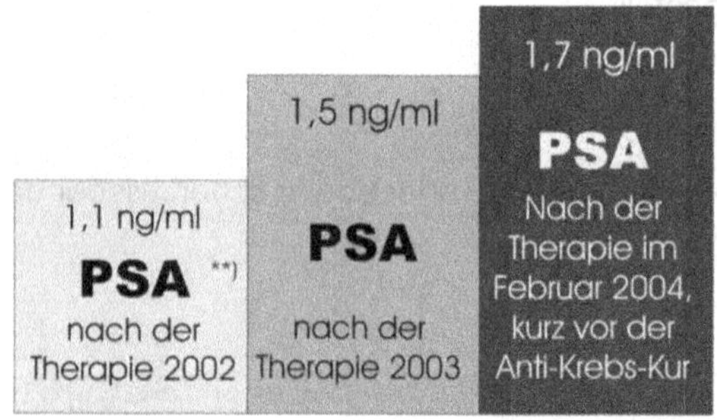

Gleason-Score auf zweithöchster Stufe!

Im Herbst 2003 ergänzte der Pathologe die Diagnose um den dann aktuellen Gleason-Score, mit dem man den Malignitätsgrad (das Ausmaß der Bösartigkeit) eines Prostatakarzinoms einstuft, der nun von ursprünglich 2+2=4 auf 4+4=8, auf die zweithöchste Stufe, angewachsen war.

Der auf acht gestiegene Gleason Score verdeutlicht den Handlungsbedarf. Der Krebs hatte sich – wie man im Kreise der Onkologen bisweilen flapsig zu sagen pflegt – vom „zahmen Haushund" zum „gefährlichen Tiger" verwandelt.

Die Brachytherapie hatte mir nicht geholfen!

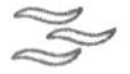

Was nun?

Der Schock, dass die so „erfolgversprechende“ Brachytherapie mir nicht geholfen hatte, den Krebs zu besiegen, musste erst einmal verdaut werden.

Gedanken schossen mir durch den Kopf:

- Du warst und bist hier doch in besten Händen.
- Bist in einer Universitätsklinik mit gutem Ruf.
- Bist bei ausgewiesenen Spezialisten.
- Die werden Dir doch sicher helfen können.
- Die werden doch wissen, wie man dem aggressiven Krebs wirksam zu Leibe rückt“.
- Oder etwa nicht?

Mein Vertrauen in die onkologische Schulmedizin jedenfalls erhielt die ersten Dämpfer. Noch war ich aber voller Vertrauen in die handelnden Personen und High-Tech-Medizin.

Nach weiteren Untersuchungen und sehr intensiven Gesprächen mit den behandelnden Spezialisten im Klinikum Ulm gab es schulmedizinisch nachfolgendes Behandlungs-Spektrum:

Totaloperation?

Risiken waren zu bedenken:

1. Es besteht ein 50%iges Risiko, dass der Krebs bei der OP nicht gänzlich beseitigt werden kann. Mit der Konsequenz, dass der Krebs sich ausweitet (Metastasen im Körper verteilt, die aus meiner heutigen Erfahrung in der Schulmedizin meist dazu führen, dass letztendlich die Chance zum Überleben auf

Null sinkt) und aus diesem Grunde vergeblich operiert würde. Keine erstrebenswerte Behandlung.

2. Zusätzlich besteht bei der Total-OP ein 50%iges Risiko, dass Inkontinenz eintritt, ich also Windeln tragen müsste.
3. Im ungünstigsten Fall wäre ich bei dieser Therapie Windelträger mit einer Lebenserwartung von vielleicht noch 3 Jahren.
4. Nicht zu unterschätzen ist letztlich auch das Risiko, dass anlässlich der OP Metastasen in anderen Regionen des Körpers entstehen.
5. Die dann sicher drohende Chemo-Therapie mit all' ihren negativen Folgen stellt wohl das größte, meist aber unterschätzte bzw. negierte, Risiko bei dieser Behandlung dar.

Strahlentherapie von außen?

Risiken waren hier zu bedenken:

1. Ist in meinem Falle bei dieser Behandlung natürlich die bereits gehabte Strahlung der ersten Brachytherapie zu berücksichtigen, was die Wirkung der Strahlen so reduzieren kann, dass der Erfolg u.U. ausbleibt.
2. Wer garantiert mir, dass bei diesem mit äußerster Präzision täglich durchzuführenden Strahlenbeschuss, über die sechs Wochen hinweg – auch am Samstag, Sonntag, Feiertag – nur das bestens geschulte Personal zur Verfügung steht? Und nicht der „Azubi"?

Nochmalige Brachytherapie?

Risiken waren auch hier zu bedenken:

1. Zu berücksichtigen ist auch hier die bereits gehabte Strahlung der Brachytherapie mit der eben gemachten Einschränkung der überhaupt möglichen Wirkung.

2. Warum sollte die Brachytherapie jetzt, bei ihrer Wiederholung, die angestrebte Wirkung erzielen?

Hormonbehandlung?

Zu bedenkende Risiken:

1. Eine wegen ihrer die Männlichkeit raubenden Wirkung nicht gerade wünschenswerte Therapie.
2. Heute weiß ich, dass diese Behandlung bei einem 65jährigen, der ich damals war, fehl am Platze ist, denn es muss davon ausgegangen werden, dass nach Ablauf der 10 Jahre dieser Behandlung, salopp gesagt, „Ende der Fahnenstange" ist.

Fragen über Fragen...

Bedenklich stimmte mich die, auf meine bohrenden Nachfragen gemachten Aussagen der Mediziner, was denn nun wäre, wenn der *neue Therapie-Ansatz* nicht den gewünschten Erfolg bringen würde.

Dann sei ich eben austherapiert!

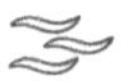

Neuer Therapieansatz:

„Spezialtherapie"

Nach zweimal zwei Stunden, insgesamt also nach über vier Stunden Diskussion mit den Verantwortlichen in der Universitäts-Klinik (für die Bereitschaft dazu bin ich den Medizinern auch heute noch dankbar) wurde mir letztlich zu nachfolgender - aus Sicht der behandelnden Spezialisten erfolgversprechenden – Therapie geraten.

1. Zunächst eine Hormonbehandlung über zwei Jahre hinweg (mit weitreichenden Folgen nicht nur für das Sexualleben)
2. Anschließend, 6 Wochen nach deren Beginn, eine Strahlentherapie von außen, über rund 6 Wochen, unter Einberechnung der bereits erhaltenen Strahlung
3. Daran anschließend eine nochmalige Brachytherapie, also einer weiteren Strahlentherapie von innen, ganz speziell angesetzt auf die zwei verbliebenen "Hotspots", links und rechts, in der Prostata.

Weil seit der letzten Untersuchung, verbunden mit dem „Dreiergespräch" in der Uniklinik fast ein halbes Jahr(!) vergangen war, sollte vor diesem Eingriff eine weitere Untersuchung mittels modernster diagnostischer Geräte (Cholin-PET/CT) Klarheit bringen.

Ergebnis der Untersuchung am 23.2.04: Ein PSA-Wert von 1,7 ng/ml. Das war noch nicht beängstigend, obwohl die Steigerung gegenüber dem Ausgangswert immerhin 70% betrug. Aber der Gleason Score war bei 4+4=8, der zweithöchsten Stufe!

Der Krebs ("mein" Krebs wollte ich niemals denken oder sagen, denn das Krebsgeschwür ist nicht meins, es gehört mir nicht, es gehört auch nicht zu mir, sondern es ist ein Fremdkörper in mir!)

hatte die zweithöchste Aggressivitätsstufe erreicht, sich quasi vom "friedlichen Haustier" zum "gefährlichen Tiger", gewandelt, wie man dies unter Onkologen bisweilen flapsig sagt.

Unnötige Zeit war verstrichen - es musste nun schneller gehandelt werden, als es in den vergangenen Monaten der Fall war!

Die Therapie beginnt

Ich verließ mich auf den medizinischen Sachverstand der involvierten Mediziner in der Uniklinik und begann am 8. März 2004 die ersten drei Casodex-Tabletten für die Hormontherapie zu schlucken.

Die von der Urologie im Zusammenwirken mit der Nuklearmedizin/Strahlentherapie vorgeschlagene Therapie, bestehend aus Hormontherapie mittels Casodex und Trenantone, Salvager Brachytherapie und Strahlentherapie der Lymphabflussgebiete hatte damit begonnen...

Inzwischen hatte man mich ganz offiziell darüber informiert, dass man mir, wenn die vorgeschlagene Therapie wiederum nicht erfolgreich sein würde (was man erst nach Ablauf von zwei Jahren definitiv beurteilen könne) ärztlich nicht mehr helfen könne! - Ich sei dann halt austherapiert!

Versuchskaninchen

Drei Tage nach Therapiebeginn erreichte mich ein Brief von der Uni, in dem ich darauf hingewiesen wurde, dass es "für diese Therapieoption", nämlich die Hormontherapie, Salvager Brachytherapie und Strahlentherapie der Lymphabflussgebiete, "keine gesicherte wissenschaftliche Datenlage gibt", und man mich auf die möglichen Folgen hinweise.

Erst jetzt wurde mir klar, dass es in der Schulmedizin keine wirklich gesicherte und erfolgversprechende Vorgehensweise für meinen Fall gab.

Abbruch der zweifelhaften Therapie

Nach eingehender Diskussion mit meiner lieben Frau brach ich die bereits begonnene Hormontherapie sofort ab, nahm das Präparat Casodex also nicht mehr ein, und beließ die Trenantone-Spritze in der Apotheke.

Aber was war jetzt zu tun? Alles war ausdiskutiert. Die Schulmedizin hatte keine akzeptable und erfolgversprechende Lösung für mich...

Zweieinhalb lange Jahre waren seit der Diagnose "Krebs" vergangen! Ich wusste nicht, wie es weitergehen könnte.

Die zweifelhafte Dreifach-Therapie, das war uns beiden klar geworden, wollte ich aber auf keinen Fall über mich ergehen lassen!

Also: Abbruch dieser irrsinnigen Therapie!

Versuchskaninchen: NEIN, DANKE!

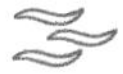

Kapitel 6

10 Regeln senken das Krebs-Risiko

Vorbemerkung

Diese Ratschläge sind nicht „auf meinem Mist gewachsen". Krebsexperten aus ganz Europa haben vielmehr schon 1987 im Auftrag der Europäischen Gemeinschaft (heute EU) den so genannten

Europäischen Krebs-Kodex

zusammengestellt. Ihr Hintergedanke dabei war, durch möglichst einfache Regeln jedem die Chance zu geben, sein eigenes Krebsrisiko so gering wie möglich zu halten. Langfristiges Ziel ist es, die Zahl der Krebstoten EU-weit zu senken. 2002 starben in Europa etwa 1,8 Millionen Menschen an Krebs, jeder neunte davon in Deutschland.

Um immer wieder neue wissenschaftliche Erkenntnisse in die Empfehlungen einzubinden, werden die Regeln regelmäßig überarbeitet. Die aktuelle Version stammt aus dem Jahr 2003 mit Überarbeitungsstand vom 20.9.2010. Sie enthält erstmals die Empfehlungen zur Früherkennung und zur Hepatitis-Impfung. Eigentlich weiß jeder, dass manche unserer Lebensgewohnheiten nicht gesundheitsfördernd sind. Etwas dagegen zu unternehmen, scheint auf den ersten Blick oft nicht leicht – bei näherem Hinsehen sind die meisten Maßnahmen aber gar nicht so schwer umzusetzen.

Ausführliche Informationen zum „European code against cancer" finden Sie im Internet unter www.cancercode.org.

1. Risikofaktor Rauchen

Wer raucht, attackiert seine Gesundheit auf breiter Front. 27 Krankheiten nennt allein die Weltgesundheitsorganisation (WHO), bei deren Entstehung Rauchen eine Rolle spielt. Herz- und Lungenerkrankungen, Schlaganfälle und Krebserkrankungen sind nur einige davon. Kein Wunder also, dass die Lebenserwartung für Raucher deutlich unter der von Nichtrauchern liegt.

Von den Menschen, die ihr Leben lang rauchen, muss die Hälfte damit rechnen, vorzeitig zu versterben. Wer vor dem 60. Lebensjahr verstirbt, verliert dadurch ca. 20 Lebensjahre.

Aufhören lohnt sich also, und zwar in jedem Alter. Gefäßverkalkungen, die durch das Rauchen bedingt sind, bilden sich zurück, und auch die Lungenfunktion verbessert sich deutlich.

Lebensqualität und körperliche Belastbarkeit nehmen spürbar zu. Die Zahlen sprechen eindeutig für die „Ex-Raucher“:

- **Herzinfarkt:** Nach anderthalb Jahren ist das Risiko wieder genauso niedrig wie bei Nichtrauchern.
- **Schlaganfall:** Nach zwei Jahren ist das Risiko wieder auf dem Niveau eines Nichtrauchers.
- **Lungenkrebs**: Nach 10 bis 20 Jahren Rauchstopp ist das Lungenkrebsrisiko nur noch doppelt so hoch, wie bei einem Menschen, der nie geraucht hat.

  Die meisten Raucher, die wirklich aufhören wollen, schaffen es, ihre Gewohnheit von einem Tag auf den anderen selbst zu beenden. Reicht die eigene Kraft nicht, sollte man sich helfen lassen. Ihr Arzt berät Sie sicherlich bei der Auswahl der geeigneten Methode.

2. Vermeiden Sie Übergewicht

Eine ausgewogene Ernährung mit viel Obst und Gemüse senkt das Risiko, an Krebs zu erkranken.

Aber auch die Verkalkung der Gefäße, die so genannte Arteriosklerose, entsteht meist nahrungsabhängig.

Verantwortlich ist ein Zuviel an tierischen Lebensmitteln. Nur sie enthalten das Fett Cholesterin, das den Blutfettspiegel erhöht.

Für einen gesunden Speiseplan sollten Sie Folgendes beherzigen:

- Essen Sie generell weniger Fleisch- und Wurstprodukte. Wählen Sie bewusst fettarme Fleisch- und Wurstsorten (Fettgehalt unter 20%) sowie fettreduzierte Milch und Milchprodukte
- Bevorzugen Sie tierische Lebensmittel mit wenig gesättigten Fettsäuren wie Fisch, Geflügel oder Wild
- Verwenden Sie Pflanzenöle und Diätmargarine
- Nutzen Sie fettarme Zubereitungsarten wie Dünsten, Garen in Bratfolie oder im Tontopf („Römertopf")
- Essen Sie mehrmals am Tag frisches Obst und Gemüse – letzteres am besten als Rohkost oder Salat
- Verwenden Sie keine Fleischkonserven und kein paniertes Fleisch
- Meiden Sie cholesterinreiche Lebensmittel wie Innereien und Eigelb, oder daraus hergestellte Lebensmittel

3. Bewegung ist die beste Medizin

Hier sind Ausdauer und Regelmäßigkeit gefragt. Bewegung regt den Kreislauf an, verbrennt Kalorien, erhöht die Abwehrkräfte, senkt die Blutfette und steigert die Leistungsfähigkeit. Kurzum: Bewegung erhöht die Lebensqualität.

Aber keine Sorge, Sie müssen nicht zum Leistungssportler werden. Es geht viel einfacher und sogar effektiver. 14% aller vorzeitigen Todesfälle sind auf mangelnde Bewegung zurückzuführen und 20-25% der heutigen Krankheitskosten werden durch Bewegungsmangel mit verursacht.

Bewegen Sie sich regelmäßig, aber mäßig. Bewegung dreimal in der Woche für 30 Minuten ist besser als einmal die Woche für zwei Stunden. Ob Sie dafür stramm spazieren (walken), schwimmen oder Rad fahren, bleibt Ihnen überlassen. Suchen Sie sich eine Sportart aus, die Ihnen besonders zusagt. Allerdings ist nicht jede Sportart geeignet.

Folgende Überlegungen sollten Sie bei Ihrer Entscheidung mit einbeziehen:

- Ausdauersportarten wie Laufen, Radfahren oder Schwimmen haben gute Trainingseffekte und sollten bevorzugt ausgewählt werden
- Die Trainingsbelastung muss auf Ihre körperlichen Fähigkeiten und Belastbarkeit abgestimmt sein: Besprechen Sie mit Ihrem Arzt, wo Ihre Belastungsgrenzen liegen. Nützlich ist auch das Messen des Pulses mittels Pulsmesser während der körperlichen Bewegung.
- Manchem fällt das Trainieren in Gruppen und mit festen Terminen leichter, ein anderer ist eher der „Einzelkämpfer“ oder braucht eine flexible Zeiteinteilung.

Und natürlich kann man sich auch im Alltag mehr bewegen:

- Steigen Sie die Treppe statt Lift oder Rolltreppe zu fahren
- Lassen Sie bei kurzen Wegen das Auto stehen und gehen Sie zu Fuß oder fahren Sie Fahrrad
- Parken Sie Ihr Auto bewusst nicht direkt vor der Haustür

4. Ernährung: Weniger Fett, mehr Obst und Gemüse

Eine ausgewogene Ernährung mit viel Obst und Gemüse senkt das Risiko, an Krebs zu erkranken. Aber auch die Verkalkung der Gefäße, die so genannte Arteriosklerose, entsteht meist nahrungsabhängig. Verantwortlich ist ein Zuviel an tierischen Lebensmitteln. Nur sie enthalten das Fett Cholesterin, das den Blutfettspiegel erhöht.

Für einen gesunden Speiseplan sollten Sie Folgendes beherzigen:

- Essen Sie generell weniger Fleisch- und Wurstprodukte und wählen Sie bewusst fettarme Fleisch- und Wurstsorten (Fettgehalt unter 20%) sowie fettreduzierte Milch und Milchprodukte
- Bevorzugen Sie tierische Lebensmittel mit wenig gesättigten Fettsäuren wie Fisch, Geflügel oder Wild
- Verwenden Sie Pflanzenöle und Diätmargarine
- Nutzen Sie fettarme Zubereitungsarten wie Dünsten, Garen in Bratfolie oder im Tontopf („Römertopf")
- Essen Sie mehrmals am Tag frisches Obst und Gemüse – letzteres am besten als Rohkost oder Salat

- Verwenden Sie keine Fleischkonserven und kein paniertes Fleisch
- Meiden Sie cholesterinreiche Lebensmittel wie Innereien und Eigelb, oder daraus hergestellte Lebensmittel

5. Alkohol: Wenig oder gar nicht

Alkohol begünstigt bestimmte Krebserkrankungen, vor allem Leber-, Mund-, Kehlkopf-, Speiseröhren- und Magenkrebs.

Daher wird allgemein empfohlen:

- Nicht mehr als 10 Gramm Alkohol für Frauen (entspricht: 0,25 Liter Bier oder 0,1 Liter Wein oder 3 cl Whiskey) und
- 20 Gramm Alkohol für Männer pro Tag.
- Und diese Mengen am besten auch nicht jeden Tag.

Übrigens ist Alkohol eine nicht zu vernachlässigende Kalorienbombe.

Ein Liter Bier entspricht beispielsweise dem Kaloriengehalt einer ganzen Tafel Schokolade.

6. Sonne in Maßen – nicht in Massen

Gebräunte Haut vermittelt Vielen das Gefühl gesund und vital zu sein. Aber der Schein trügt. Zuviel Sonnenstrahlen (UV-Strahlung) sind der Risikofaktor Nummer 1 für Hautkrebs. Dies gilt im besonderen Maße für hellhäutige Erwachsene und Kinder. Am sichersten schützt man sich natürlich dadurch, erst gar nicht in die Sonne zu gehen. Aber wer will das schon.

Deshalb hier ein paar Tipps für Ihren Aufenthalt draußen:

- Vermeiden Sie Hochrisikozeiten: Von 11 bis 15 Uhr strahlt die Sonne am intensivsten und birgt somit auch die größte Gefahr.

- Benutzen Sie Sonnencremes, die vor UV-B- und UV-A-Strahlung schützen. Wählen Sie einen hohen Schutzfaktor. Einen Sonnenbrand sollten Sie vermeiden.

- Legen Sie sich nicht direkt in die Sonne, sondern suchen Sie sich ein schattiges Plätzchen.

- Kinder unter einem Jahr sollten der direkten Sonne überhaupt nicht ausgesetzt werden.

7. Schadstoffe: Der richtige Umgang ist entscheidend

Krebserregende Stoffe finden sich fast überall. Sie verstecken sich in Nahrungsmitteln ebenso wie in giftigen Baustoffen oder Ausdünstungen aus Mobiliar, oder der Umgang mit ihnen ist am Arbeitsplatz unumgänglich. Gesetzgeber, Arbeitgeber und Industrie sind in der Pflicht, über Risiken aufzuklären.

Durch Grenzwerte und Vorsichtsmaßnahmen soll das Risiko so gering wie möglich gehalten werden.

Dafür die Empfehlungen tatsächlich umzusetzen, ist jeder Einzelne selbst verantwortlich. Informieren Sie sich daher genau, mit welchen Schadstoffen Sie konfrontiert sind, und setzen Sie sich dieser Gefahr nicht länger als unbedingt notwendig aus.

An der Verbreitung krebserregender Stoffe wie Abgase und Tabakrauch sind wir selbst beteiligt.

8. Vorsorge und Früherkennung erhöhen Heilungschancen

Fachgesellschaften empfehlen für bestimmte Krebserkrankungen regelmäßig zu Vorsorgeuntersuchungen zu gehen, damit der Krebs früher erkannt und behandelt werden kann. Je früher die Therapie beginnt, desto besser ist die Überlebensrate. Hier ein paar Beispiele für Vorsorgeuntersuchungen:

- Prostatakrebs: Männer ab dem 45. Lebensjahr
- Brustkrebs: Frauen ab dem 30. Lebensjahr
- Darmkrebs: Männer und Frauen ab dem 50. Lebensjahr

Informationen zu weiteren Vorsorgeuntersuchungen erhalten Sie von ihrer Ärztin oder ihrem Arzt und von den Krankenkassen.

9. Darmkrebs-, Kolonkarzinom-Früherkennung

Man geht davon aus, dass bei früher Diagnose 90 Prozent aller Darmkrebspatienten geheilt werden können. Daher spielt gerade beim Darmkrebs die Früherkennung eine wichtige Rolle. Der Gesetzgeber hat aus diesem Grund die Möglichkeit von Früherkennungs- und Vorsorgeuntersuchungen ab dem 50. Lebensjahr geschaffen.

Um einen Darmkrebs zu erkennen, stehen dem Arzt drei Möglichkeiten zur Verfügung:

- die Tastuntersuchung
- der Okkultbluttest (Hämoccult-Test)
- die Darmspiegelung

Bei der Tastuntersuchung fühlt der Arzt vorsichtig den Enddarm ab. Die nahe am After gelegenen Enddarmkarzinome können durch diese Tastuntersuchung frühzeitig und zum Teil in Vorstufen erkannt werden. Dann wird er Ihnen einen Okkultbluttest, das heißt, einen Test auf verstecktes, nicht sichtbares Blut im Stuhl, mit nach Hause geben. Mit einem Spatel tragen Sie an drei aufeinander folgenden Tagen eine Stuhlprobe auf Teststreifen auf und schicken sie an Ihren Arzt. Ist der Test negativ, das heißt, es ist kein Blut vorhanden, ist die Untersuchung abgeschlossen. Der Okkultbluttest sollte sinnvoller Weise in jährlichem Abstand wiederholt werden. Ist er positiv, bedeutet dies nicht zwangsläufig, dass Sie an Darmkrebs erkrankt sind.

Der Okkultbluttest gilt allerdings nicht als ausreichend sicher. Nicht jedes Karzinom oder jede Vorstufe sondert Blut in den Darm ab, so dass trotz normalem Okkultbluttest ein Rest-Risiko für ein Dickdarmkarzinom bestehen bleibt. Bei einem positiven Befund des Okkulttestes wird eine endoskopische Untersuchung des gesamten Dickdarms empfohlen (Koloskopie). Gleichzeitig kann der Arzt Gewebeproben entnehmen, um sie später im Labor untersuchen zu lassen. Bei der Koloskopie können Krebsvorstufen im gesamten Dickdarm, sogenannte Polypen, nicht nur erkannt, sondern auch entfernt werden. Eine wirksame Krebsprävention ist somit möglich. Ab einem Alter von 50 Jahren können gesetzlich Krankenversicherte eine Vorsorge-Koloskopie kostenlos in Anspruch nehmen und diese nach 10 Jahren wiederholen lassen.

Die Koloskopie gilt derzeit als die zuverlässigste Methode zur Früherkennung des Darmkrebses. Mit der Koloskopie können auch die Vorstufen des Darmkrebses, die sogenannten Adenome, aufgespürt und zum Teil in derselben Sitzung mit entfernt werden. Damit ist die Koloskopie nicht nur eine Untersuchung zur frühen Erkennung, sondern sie kann auch die Entstehung von Darmkrebs in Vorstufen unterbinden. Viele Experten empfehlen deshalb inten-

siv, von der Möglichkeit der Vorsorge-Koloskopie Gebrauch zu machen.

10. Hepatitis-B-Impfung

Jeder zehnte Krebs wird von einer chronischen Viren-, Parasiten- oder Bakterieninfektion mit verursacht. Unter den häufigsten ist der Leberkrebs, mit europaweit über 50.000 Neuerkrankungen jährlich, für ihn mitverantwortlich ist das Hepatitis-B-Virus. Seit 20 Jahren gibt es eine Schutzimpfung gegen Hepatitis-B-Viren. In Deutschland gehört sie in das Routine-Programm der Säuglings-Schutzimpfungen. Wer nicht geimpft wurde oder keinen ausreichenden Impfschutz mehr hat, kann sich jederzeit später impfen lassen. Die Kosten werden dann aber meist nur übernommen, wenn beruflich oder gesundheitlich ein besonders hohes Risiko besteht.

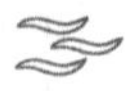

Kapitel 7

Meine Krebs-Story, Teil 4

Die Breuss-Kur, Vorbereitung und erste Tage...

Mit dem Rücken an der Wand...

Es war inzwischen der 10. März 2004 geworden. Ich wusste nicht, wie es weitergehen könnte. Die „Dreifach-Therapie wollte ich jedenfalls nicht über mich ergehen lassen.

Und alles andere war ausdiskutiert...

„In meinem Kundenkreis ist ein Mann, der hat vor fünf Jahren seinen Krebs weggehungert“, sagte Eddi W., Unternehmer hier aus Pfullendorf zu mir, als ich ihn fragte, ob er mir helfen könne.

Ich hatte Eddi Waldvogel aufgesucht, weil ich seinerzeit als Geschäftsführer eines kleinen EDV-Unternehmen auch Internet-Seiten programmiert habe, und wegen seinem umfangreichen Internet-Auftritt mit rund 120 Seiten in ständigem Kontakt zu ihm stand. So auch an jenem Tage.

Ich stünde, so erklärte ich ihm, mit dem Rücken an der Wand, hätte Krebs, aggressiven Krebs, hätte mit den Therapeuten der Uni-

klinik sämtliche in meinem Falle in Frage kommende Therapiemöglichkeiten sehr eingehend aber ergebnislos diskutiert.

So kam ich dann, wie Sie eingangs im Buch schon erfahren haben, zur Krebskur nach Rudolf Breuss.

Ich holte mir das Buch *„KREBS/Leukämie und andere scheinbar unheilbare Krankheiten mit natürlichen Mitteln heilbar“*, in der Buchhandlung ab und begann, es umgehend zu verschlingen.

Weil ich schon bald merkte, dass es im Buch arg durcheinander geht mit den Ratschlägen, Anweisungen und Verboten, las ich das Buch dann intensiv durch und stellte für mich fest:

- Du musst den Inhalt ordnen.
- Du musst Struktur in die Kur bringen, denn sonst könnte es sein, dass Du völlig umsonst die 42 Tage gehungert hast.
- Und das wäre doch einfach blöd.

Rudolf Breuss sagt nämlich:

> "Ich möchte aus gegebenem Anlass betonen, dass meine langjährigen Beobachtungen mir immer wieder bestätigt haben, dass sogenannte Misserfolge meiner Kuranwendung sich nur dann einstellen, wenn meine Kur nicht in allen Punkten strikt eingehalten wurde".

Da ich nicht umsonst hungern wollte, kniete ich mich in die Ausarbeitung - und dann in die Vervollkommnung - meiner Arbeitsunterlagen. Insgesamt habe ich das Buch acht(!) Mal durchgearbeitet und ausgewertet, nicht nur durchgelesen, um ja keinen Fehler zu machen.

So wie mein Fall lag, war nur schwer Zeit zu finden, weil eben so viel Zeit seit den Diagnosen ins Land gegangen war, um sich in aller Ruhe geistig-mental auf die Kur vorzubereiten. Das soll mich aber nicht davon abhalten, Ihnen zu sagen, wie es richtig gewesen wäre:

Geistig-mentale Vorbereitung

Sie sollten in die Breuss-Kur nicht - wie ich - „hineinstolpern", sondern sich innerlich auf das Fasten vorbereiten!

Beschäftigen Sie sich mit dem Breuss-Buch „KREBS/ Leukämie und andere scheinbar unheilbare Krankheiten mit natürlichen Mitteln heilbar" und auch mit diesem Buch.

Stellen Sie sich gedanklich darauf ein, die nächsten Tage und Wochen nichts zu essen. Hilfreich wird es sein, wenn Sie alle Vorbereitungen für die Krebskur *selbst* treffen, wenn Sie also die Tees, das Gemüse, die Weißdorntropfen und so weiter selber einkaufen – sofern Ihnen das möglich ist.

Schalten Sie einige Tage vor der Kur einfach mal ab. Ergehen Sie sich in schöner Landschaft und frischer Luft. Lassen Sie den Fernseher ruhig ein paar Tage aus - Sie werden nicht viel versäumen. Nehmen Sie sich eine „Auszeit" und konzentrieren Sie sich auf die bevorstehende Kur - dafür reicht ein halber Tag, wenn es sein muss auch eine halbe Stunde.

Hilfreich werden für Sie die Gedanken des hochbetagten Fastenarztes aus Berchtesgaden sein, der auf den Seiten 33/34 des Original-Breuss-Buches den Naturheiler mit: *„Die Krebsgeschwulst muss während der Fastenkur vom Körper selbst aufgezehrt werden!"* ***zitiert und dann ergänzt:*** *„Wer mit dem Fasten Bescheid weiß, dem leuchtet dies ein, denn beim Fasten scheidet der Körper all das aus, was nicht in den Körper hineingehört und trennt in der*

Tat alles Krankhafte vom Gesunden, solange noch der Körper über die körperlichen Kraftreserven verfügt, und der Kranke den starken Glauben an die in ihm vorhandene göttliche Heilkraft besitzt. Gerade auf den letzten Punkt kommt es in der Hauptsache an."

Der Arzt fährt dann fort mit: *„Wer die seelisch-geistige Seite des Fastens übersieht, der wird nicht weit kommen. Wir müssen uns immer wieder im Klaren darüber sein, dass der Glaube das universelle Heilungsprinzip ist, und dass man ohne ihn nur wenig erreichen wird."*

Dem ist aus meiner Sicht nichts hinzuzufügen.

Sagen Sie dann zu sich selber laut:

Ich habe mich entschlossen, 42 Tage zu fasten!

und

Ich will mit dieser Kur den Krebs besiegen!

Diese beiden Sätze werden Sie in den nächsten sechs Wochen begleiten – sie können sich selbst unterstützen, indem Sie sie auch während der Kur möglichst oft für sich wiederholen.

Die gedanklichen Vorbereitungen schließen Sie ab mit der Terminierung Ihres Vorhabens. Suchen Sie sich einen zeitnahen Zeitraum für die 42 Tage. Beginnen Sie möglichst in der nächsten Woche!

Weitere interessante und wichtige Tipps für die Zeit der Vorbereitung zur Kur, die in diesem Buch leider keinen Platz fanden, finden Sie in meinem HANDBUCH DER KREBSKUR (Literaturverzeichnis).

Natürlich habe ich mir auch Gedanken gemacht, ob mich ein Arzt bei der Kur begleitet.

Ärztliche Begleitung

Es wäre wünschenswert, wenn die Krebskur durch einen Arzt begleitet würde, der mir „mit Rat und Tat“ zur Seite steht. Wie könnte oder sollte diese Begleitung aussehen?

- In einer ersten ärztlichen Untersuchung sollte geprüft werden, ob die augenblickliche Konstitution die 42tägige Kur überhaupt erlaubt.
- Eine Kontrolle der Blutwerte vor, während (etwa in der Mitte der Kur) und 14 Tage nach der Kur könnte sicherstellen, dass die Werte kontrolliert im „grünen Bereich“ sind. In Absprache mit dem Arzt könnte dieser notfalls unterstützende Präparate verschreiben, wie beispielsweise Selen.
- Der Arzt sollte während der Kur für Fragen oder für unterstützende Maßnahmen als Ansprechpartner zur Verfügung stehen.
- Nach Ende der Kur könnte eine Abschlussuntersuchung, deren Ergebnis der Arzt mit mir bespricht, das Ergebnis der Kur zeigen. Dabei könnte die weitere diagnostische und ggf. therapeutische Vorgehensweise gemeinsam geplant werden.

Leider halten viele Ärzte das Fasten vom Grundsatz her - wohl weil sie in ihrer Ausbildung darüber nichts gehört haben - für schädlich. Wenn auch Ihr Arzt dieser Meinung ist, empfehle ich Ihnen, einen ausgewiesenen Fasten-Arzt zu konsultieren. Er weiß, welchen Gewinn der Mensch aus dem Fasten ziehen kann. Relevante Adressen finden Sie im Anhang (Adressenverzeichnis).

Es bleibt letztlich Ihnen überlassen, ob Sie die Kur mit Begleitung eines Arztes (Hausarzt?) und/oder in Zusammenarbeit mit einem

Heilpraktiker machen wollen, oder nicht. Ich möchte mich der Meinung von Rudolf Breuss anschließen, dass es sinnvoll wäre, sich während der Kur ärztlich begleiten zu lassen. Breuss schreibt dazu:

„Ich habe früher geschrieben, immer unter Aufsicht meine Krebskur machen. Das habe ich hauptsächlich getan, damit die Ärzte mit mir den Verlauf der Kur beobachten können und sollten, und auch wegen des Blutdrucks, damit sie, so er zu niedrig ist, für das Herz etwas verschreiben können. Ich habe aber nun die Erfahrung gemacht, dass viele Ärzte von der Naturheilkunde nichts wissen wollen, und dem Patienten sogar meine Saftkur abraten und auch Medikamente verabreichen, was neben meiner Gemüsesaft-Kur absolut nicht gut tut."

Ich selbst habe meinen Hausarzt 14 Tage nach Kurbeginn informiert, dass ich die Kur mache. Nach einer kurzen Untersuchung bekam ich weiterhin „grünes Licht" von ihm. Als „schulmedizinischer Partner" in Sachen Gesundheit gab ich ihm in der fünften Fastenwoche einen Zwischenbericht vom Fortschritt der Kur und meinem Befinden. Die positive Nachricht vom Erfolg der Kur und den diagnostizierten Werten, die innerhalb des normalen Spektrums liegen, hat er freudig zur Kenntnis genommen.

Wenn mein Hausarzt anders reagiert hätte, hätte ich die Kur dennoch durchgeführt, denn ich war mir sicher, dass es für mich die richtige Entscheidung ist.

Drei Tage vor der geplanten Kur

Das Breuss-Buch ist also durchgearbeitet und ausgewertet. Übersichten und Kontrollblätter werden erstellt und sollen helfen, die Kur möglichst fehlerfrei, geordnet und exakt nach den Vorgaben von Rudolf Breuss zu absolvieren.

Parallel dazu laufen Tests zur Herstellung des Gemüsesaftes mit dem vorhandenen Entsafter. Das erste Modell zeigt Schwächen und wird ersetzt.

Ein formaler Einkaufszettel entsteht (nach dem Motto „Liste machen"). Vorn dran stehen all' die Dinge, die nicht unbedingt vor Ort erhältlich sein werden, beispielsweise die vielen verschiedenen Tees. Ich schaue mich um im Städtchen, wo ich das Gemüse möglichst als Bio-Gemüse erhalte.

Fertigsaft kommt für mich, in meiner speziellen Situation, nicht in Frage. Ich will der Empfehlung von Breuss folgen und frischen Saft zubereiten. So kann ich mich zusätzlich beim Entsaften und auch beim Teekochen (das will ich stets selber machen!) mit der Kur beschäftigen und immer wieder neu motivieren.

So vergehen die Tage im Flug und schon ist der Vorabend der Kur angebrochen.

Am Vorabend der Kur

Habe ich alles zusammen? Alle Tees? Die präzise Küchenwaage und, für spezielle Tees, wo es um ein, zwei oder drei Gramm geht, die Briefwaage? Die Tassen und Kannen für die verschiedenen Tees?

Sind die Kannen und die Vorratsbehälter sauber beschriftet? Ist das Gemüse im Haus? Sind Behälter für den Gemüsesaft gefunden und vorbereitet? Ist der richtige, funktionierende Entsafter da? Die Weißdorntropfen? Die Zwiebeln? Die Gemüsebrühwürfel?

Meine liebe Frau „darf" - so sehe ich das - den Entsafter reinigen, weil ich ihn sonst komplett in die Spülmaschine stecken würde.

Und auch das „bombastische" Mittagessen liegt in ihren bewährten

Händen. Alles andere soll mein Job sein.

TIPP: Ich möchte allen Patienten raten: Wenn immer möglich, machen Sie so viel als möglich selbst bei der Kur. Erstens lenkt es ab, und zweitens identifiziert man sich mit der Kur. Das halte ich für sehr, sehr wichtig.

Habe ich für den Notfall vorgesorgt: Zitronensaft? Sauerkrautsaft? Wirsingkohl für den Kohlblätterwickel?

Die letzte Frage ist hypothetischer Art, da ich beschlossen hatte, die Wickel nicht zu machen. Und den Tipp mit dem Zitronen- und dem Sauerkrautsaft habe ich leider erst nach der Kur bei Breuss gefunden! ☺

Werfen wir auf den nächsten Seiten einen Blick auf die Grundzüge und das Prinzip der Kur.

Rudolf Breuss nennt seine Kuranwendung auch eine „Operation ohne Messer“. Krebs ist nach Meinung des Heilkundigen ein selbständiges Gewächs, das am Anfang sehr langsam wächst, im weiteren Verlauf jedoch immer schneller wuchert und zu einer Krebsgeschwulst ausartet.

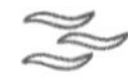

Das Prinzip der Kur

Breuss sagt, der Krebs werde vorwiegend durch Eiweiß genährt, das er aus der festen Nahrung hole. Entziehe man dem Körper nun die feste Nahrung, so nage das „eiweißhungrige“ Blut im Körper an allem Überflüssigen, an Schlacke-Ansammlungen, Wucherungen und Geschwülsten wie dem Krebs. Das Blut gelange überall hin und wirke deshalb systemisch im ganzen Körper.

Auch Metastasen, die mit einer herkömmlichen Operation nicht mehr zu beseitigen sind, würden vom Blut erreicht und auf die beschriebene Weise „ausgetrocknet“.

So wirke die Breuss-Kur punktgenau, genau wie eine Operation, jedoch ohne Messer!

Die wohlüberlegte Kombination aus Gemüsesaft und den entsprechenden Tees sichert dabei zweifelsohne die Grundversorgung des Kur-Patienten mit den lebensnotwendigen Vitaminen, Mineralstoffen und Spurenelementen.

Grundzüge der Kur

Zur Krebsprophylaxe und beim Kampf gegen den Krebs

- darf man 42 Tage nichts essen,
- sondern nur einen bestimmten Gemüsesaft zu sich nehmen,
- die dazugehörenden Tees trinken,
- eine ganz spezielle „Mittagsmahlzeit“ genießen und
- zur Stärkung des Herzens Weißdorntropfen einnehmen.

Obwohl die Krebskur bisweilen auch *Saftkur* genannt wird, besteht sie grundsätzlich aus diesen vier unverzichtbaren Komponenten und nicht nur aus Safttrinken!.

Man macht die Kur am besten mit selbstgepressten Säften, möglichst mit biologisch angebautem Gemüse. Wenn man kein biologisch angebautes Gemüse erhalten kann, so schreibt Breuss, greife man auf eine fertige, biologische "Breuss-Gemüsesaft-Mischung" zurück. Wobei man allerdings bedenken sollte, so meine ich, dass dieser Fertigsaft zwei Jahre(!) haltbar ist. Frisch gepresst ist halt frisch gepresst.

Wie ein Kurtag abläuft...

Die Tees und der Gemüsesaft können entweder am frühen Morgen oder bereits am Vorabend zubereitet werden. Dies richtet sich nach den individuellen Gegebenheiten dessen, der die Zubereitung übernimmt. Nach Möglichkeit sollte dies der Patient selber sein, damit er die Kur echt „lebt“. Sollten Sie sich entschließen, die Tees und den Saft morgens zu bereiten, würde Ihr Tag so aussehen:

In der Früh’

Morgens trinkt man zuerst, auf nüchternen Magen, eine halbe Tasse Nierentee langsam und kalt. Zur Unterstützung der Herztätigkeit, nimmt man, je nach Konstitution, 20 bis 40 Weißdorntropfen ein. Jetzt ist Zeit, die Tees zuzubereiten, die nachher warm getrunken werden sollen. 30 bis 60 Minuten nach dem Nierentee 1 bis 2 Tassen warmen Salbeitee mit Johanniskraut, Pfefferminze und Melisse trinken. Jetzt ist es auch Zeit, den Gemüsesaft zu pressen. Das entfällt natürlich bei Verwendung von Fertigsaft.

Wieder nach 30 bis 60 Minuten nimmt man ein *kleines* Schlückchen Gemüsesaft, aber nicht gleich schlucken, sondern gut ein-

speicheln! Nach etwa 15 bis 30 Minuten wieder ein kleines Schlückchen Gemüsesaft nehmen, je nach Hungergefühl.

Am Vormittag

Vormittags braucht man ungefähr 10-15mal Gemüsesaft. Den Saft nur dann trinken, wenn man das Verlangen danach hat. Aber denken Sie daran: Das ist Ihre Nahrung! Deshalb <u>mindestens</u> 1/16 Liter, das ist eine halbe, normale Kaffeetasse, und <u>maximal</u> ¼ Liter am Vormittag nehmen. Dazwischen wieder Salbeitee in der speziellen Mischung nach Breuss trinken, der dann auch kalt getrunken werden kann, und man trinkt so viel man will.

Zwischen Früh' und Mittag

Am Vormittag wären 4 bis 5 Stunden Zeit, in der man theoretisch z.B. auch arbeiten oder einer anderen Betätigung (Sport nicht vergessen!) nachgehen könnte.

Mittags

Mittags wird wieder eine halbe Tasse Nierentee langsam kalt getrunken. Das „Mittagessen" besteht aus 1 bis 2 Teller Zwiebelsuppen-Brühe.

Nachmittags

Am Nachmittag braucht man dann öfters ein kleines Schlückchen Gemüsesaft.

Zwischen Mittag und Abend

Nachmittags wären wieder vier bis fünf Stunden Zeit, in der man arbeiten oder sich sportlich betätigen kann.

Abends

Vor dem Schlafengehen nochmals eine halbe Tasse Nierentee langsam kalt trinken (nur die ersten 3 Wochen der Kur). Von diesem Tee sollte eine halbe Tasse am Abend übrig sein. Diese nicht wegschütten: Am folgenden Tag soll der Nierentee ja morgens kalt getrunken werden.

Über den Tag hinweg

Tagsüber trinkt man zusätzlich eine Tasse Storchenschnabelkrauttee schluckweise kalt und eine Tasse Ringelblumentee wahlweise warm oder kalt. Man nimmt immer wieder mal ein Schlückchen, wenn man in der Küche oder am „Ess“- bzw. Trinkplatz vorbei kommt. Von der speziellen Tee-Mischung trinkt man mindestens eine Tasse, kann aber so viel trinken wie man will. Je nach Krebsart trinkt man ggf. zusätzlich die spezielle Tee-Sorte (Kapitel 10). Machen Sie zwischen dem Trinken von Gemüsesaft und Tee möglichst eine kleine Pause von rund 5 -10 Minuten.

> Im Laufe des Tages sollte man dem Krebspatienten einen Kohlblätterwickel machen (nur bei Leberkrebs ein Muss, ansonsten eine Empfehlung).

Näheres dazu im HANDBUCH DER KREBSKUR (Literaturverzeichnis).

Der jeweiligen Krebsart speziell angepasst

> Die Kur ist bei allen Krebsarten gleich. Einige Krebsarten verlangen jedoch bestimmte, zusätzliche Tees oder besondere Vorgehensweisen und ggf. andere Zutaten.

Von Augenkrebs bis Zungenkrebs

Augenkrebs

Bei Augenkrebs macht man die Gemüsesaftkur mit Tee-Anwendung, bei der man 42 Tage nichts essen darf. Zusätzlich muss man eine Tasse Augentrosttee pro Tag schluckweise kalt trinken. Zubereitung: Eine Prise in einer Tasse mit heißem Wasser 10 Minuten ziehen lassen.

Bauchspeicheldrüsenkrebs

Bei Bauchspeicheldrüsenkrebs macht man die Gemüsesaftkur mit Tee-Anwendung, bei der man 42 Tage nichts essen darf. Zusätzlich sollte man mindestens einen Liter Salbeitee in der speziellen Mischung nach Breuss warm oder kalt pro Tag trinken. Zu empfehlen wäre zusätzlich noch ein heißer Kurzwickel aus Heublumen, Zinnkraut oder Haferstroh.

> Den Wickel nur machen, wenn man etwas davon versteht, denn falsch gemacht, schadet man mehr als man nützt. Wie die Kohlblätterwickel gemacht werden, erfahren Sie im HANDBUCH DER KREBSKUR (Literaturverzeichnis).

Brustkrebs

Bei Brustkrebs macht man die Gemüsesaft-Kur mit Tee-Anwendung, bei der man 42 Tage nichts essen darf. Zusätzlich muss man eine Tasse Silber- und Frauenmäntele-Tee mit gelber oder weißer Taubnessel pro Tag schluckweise kalt trinken.

Darmkrebs

Bei Darmkrebs macht man die Gemüsesaft-Kur mit Tee-Anwendung, bei der man 42 Tage nichts essen darf. Ich muss davon ausgehen, dass beim Kampf gegen den Darmkrebs keine zusätzlichen Tees oder Anwendungen erforderlich sind, weil ich im Breuss-Buch darüber nichts gefunden habe.

Eierstockkrebs

Bei Eierstockkrebs macht man die Gemüsesaft-Kur mit Tee-Anwendung, bei der man 42 Tage nichts essen darf. Zusätzlich muss man eine Tasse Silber- und Frauenmäntele-Tee mit gelber oder weißer Taubnessel pro Tag schluckweise kalt trinken.

Gallenblasenkrebs

Bei Gallenblasenkrebs macht man die Gemüsesaft-Kur mit Tee-Anwendung, bei der man 42 Tage nichts essen darf. Zusätzlich muss man eine Tasse Silber- und Frauenmäntele-Tee mit gelber oder weißer Taubnessel pro Tag schluckweise kalt trinken. Zubereitung: Die ersten 5-6 Tage eine kleine Prise Wermut 10 Sekunden in einer Tasse heißem Wasser ziehen lassen. Ab dem siebten Tage den Tee nur noch 3 Sekunden ziehen lassen, da der Tee ab diesem Tage nicht mehr so stark sein sollte.

Gaumenkrebs

Bei Gaumenkrebs macht man die Gemüsesaft-Kur mit Tee-Anwendung, bei der man 42 Tage nichts essen darf. Zusätzlich mit einem Esslöffel voll Bibernelltee (Pimpinella) spülen oder gurgeln und dann ausspucken. Mit dem zweiten Löffel macht man es genauso. Mit dem dritten Löffel voll spülen bzw. gurgeln und dann den Tee schlucken. Dies öfter am Tag machen. Zubereitung und Vorge-

hensweise: Öfter am Tage einen Teelöffel voll Bibernelltee in einer Tasse voll Wasser 3 Minuten lang kochen.

Gebärmutterkrebs

Bei Gebärmutterkrebs macht man die Gemüsesaft-Kur mit Tee-Anwendung, bei der man 42 Tage nichts essen darf. Zusätzlich muss man eine Tasse Silber- und Frauenmäntele-Tee mit gelber oder weißer Taubnessel pro Tag schluckweise kalt trinken.

Gehirntumor

Bei einem Gehirntumor macht man die Gemüsesaft-Kur mit Tee-Anwendung, bei der man 42 Tage nichts essen darf. Zusätzlich: Täglich ein bis zwei Tassen Melissentee schluckweise kalt trinken. Verwenden Sie Goldmelisse oder Zitronenmelisse oder gemischt.

Halsdrüsenkrebs

Bei Halsdrüsenkrebs macht man die Gemüsesaft-Kur mit Tee-Anwendung, bei der man 42 Tage nichts essen darf. Zusätzlich mit einem Esslöffel voll Bibernelltee (Pimpinella) spülen oder gurgeln und dann ausspucken. Mit dem zweiten Löffel macht man es genauso. Mit dem dritten Löffel voll spülen bzw. gurgeln und dann den Tee schlucken. Dies öfter am Tag machen. Zubereitung: Öfter am Tage einen Teelöffel voll Bibernelltee in einer Tasse voll Wasser 3 Minuten lang kochen.

Hautkrebs

Bei Hautkrebs macht man die Gemüsesaft-Kur mit Tee-Anwendung, bei der man 42 Tage nichts essen darf. Zusätzlich bei einer Größe von ½ bis 1 cm Durchmesser mit frischem Schöllkrautsaft (Chelidonium majus) behandeln. Beim Abreißen eines Stängelstücks vom frischen Schöllkraut kommt ein gelber, bitterer Saft

heraus. Damit die kranke Stelle tagsüber einige Male betupfen. Wenn die Fläche größer ist, *dann nur ganz am Rande der erkrankten Hautstelle* bis über die gesunde Haut hinaus.

Im Winter müsste man Schöllkrauttee nehmen zum Betupfen oder Waschen, aber auch nur um die Wunde herum. Zubereitung: Eine Prise Schöllkraut in einer Tasse heißem Wasser 10 Minuten ziehen lassen und lauwarm anwenden. Man kann auch Schöllkrauttinktur verwenden.

> Achtung: Schöllkrautsaft, Schöllkrauttee oder auch Schöllkrauttinktur nie in offene Wunden geben!

Hodenkrebs

Bei Hodenkrebs macht man die Gemüsesaft-Kur mit Tee-Anwendung, bei der man 42 Tage nichts essen darf. Zusätzlich trinkt man pro Tag zwei Tassen vom kleinblütigen Weidenröschen schluckweise kalt.

Kehlkopfkrebs

Bei Kehlkopfkrebs macht man die Gemüsesaft-Kur mit Tee-Anwendung, bei der man 42 Tage nichts essen darf. Zusätzlich mit einem Esslöffel voll Bibernelltee (Pimpinella) spülen oder gurgeln und dann ausspucken. Mit dem zweiten Löffel macht man es genauso. Mit dem dritten Löffel voll spülen bzw. gurgeln und dann den Tee schlucken. Dies öfter am Tag machen.

Knochenkrebs

Bei Knochenkrebs macht man die Gemüsesaft-Kur mit Tee-Anwendung, bei der man 42 Tage nichts essen darf. Ich muss davon ausgehen, dass beim Kampf gegen den Knochenkrebs keine zu-

sätzlichen Tees oder Anwendungen erforderlich sind, weil ich im Breuss-Buch darüber nichts gefunden habe.

Leberkrebs

Bei Leberkrebs macht man die Gemüsesaft-Kur mit Tee-Anwendung, bei der man 42 Tage nichts essen darf. Die rohe Kartoffel im selbst gepressten Gemüsesaft ist bei Leberkrebs sehr wichtig. Sollte sie nicht vertragen werden, so gibt es eine Alternative (Siehe Kapitel 8, „Der besondere Saft"). Zusätzlich trinkt man eine Tasse Wermuttee pro Tag schluckweise warm oder kalt. Zubereitung und Vorgehensweise: Die ersten 5 bis 6 Tage eine kleine Prise Wermut 10 Sekunden in einer Tasse heißem Wasser ziehen lassen. Ab dem 7. Tage den Tee nur noch 3 Sekunden ziehen lassen, da der Tee dann nicht mehr so stark sein sollte. Zusätzlich noch zwei Tassen Kartoffelschalentee pro Tag schluckweise kalt oder warm trinken. Zubereitung und Vorgehensweise hierbei: Eine Hand voll rohe Kartoffeln in zwei Tassen voll Wasser 2-4 Minuten lang kochen. Wenn dieser Tee gut schmeckt, dann braucht ihn die Leber. Wenn er schlecht schmeckt, braucht man ihn nicht zu trinken.

Bei Leberkrebs muss man Kohlblätterwickel machen mit anschließender Einreibung mit Olivenöl oder Johannisöl (Johanniskraut-Tinktur 1:5 in Olivenöl angesetzt). Wie die Kohlblätterwickel gemacht werden, erfahren Sie im HANDBUCH DER KREBSKUR (Literaturverzeichnis).

Achtung: Nie einen Teller voll Zwiebelsuppen-Brühe auf einmal zu sich nehmen! Am besten etwa jede Stunde ca. 10 Esslöffel voll warm trinken.

Leukämie

Bei Leukämie macht man nicht die Gemüsesaft-Kur mit Tee-Anwendung, bei der man 42 Tage nichts essen darf. Man trinkt vielmehr pro Tag ¼ Liter Gemüsesaft, gut eingespeichelt, und isst, was einem schmeckt, jedoch keine Fleischsuppe, kein Rindfleisch und kein Schweinefleisch. Den Gemüsesaft tagsüber nur schluckweise trinken, aber hauptsächlich kurz vor den Mahlzeiten.

Breuss sagt: „Diese konzentrierten Vitamine nimmt der Pfortaderkreis auf, ob er will oder nicht, so dann auch die anderen Speisen." Man trinkt während der Behandlung Salbeitee in der speziellen Mischung nach Breuss und die ersten 21 Tage auch Nierentee. Des Weiteren kommt es bei der Behandlung der Leukämie darauf an, dass - wie grundsätzlich auch - kein Mottengift im Hause ist.

Ich empfehle Ihnen als Patient, auf den Seiten 69 bis 74 in der Originalausgabe nachzulesen, was Breuss unter dem Thema „Leukämie nach meiner Behandlungsart leicht heilbar" schreibt.

Lippenkrebs

Bei Lippenkrebs macht man die Gemüsesaft-Kur mit Tee-Anwendung, bei der man 42 Tage nichts essen darf. Zusätzlich mit einem Esslöffel voll Bibernelltee (Pimpinella) spülen oder gurgeln und dann ausspucken. Mit dem zweiten Löffel macht man es genauso. Mit dem dritten Löffel voll spülen bzw. gurgeln und dann den Tee schlucken. Dies öfter am Tag machen.

Lungenkrebs

Bei Lungenkrebs macht man die Gemüsesaft-Kur mit Tee-Anwendung, bei der man 42 Tage nichts essen darf. Ich muss davon ausgehen, dass beim Kampf gegen den Lungenkrebs keine zusätzlichen Tees oder Anwendungen erforderlich sind, weil im Breuss-Buch darüber nichts zu finden ist.

Lymphdrüsenkrebs

Bei Lymphdrüsenkrebs macht man die Gemüsesaft-Kur mit Tee-Anwendung, bei der man 42 Tage nichts essen darf. Ich muss davon ausgehen, dass bei der Bekämpfung des Lymphdrüsenkrebses keine speziellen, noch zusätzlichen Tees oder Anwendungen erforderlich sind, weil im Breuss-Buch darüber nichts zu finden ist.

Magenkrebs

Bei Magenkrebs macht man die Gemüsesaft-Kur mit Tee-Anwendung, bei der man 42 Tage nichts essen darf. Zusätzlich muss man eine Tasse Wermuttee oder Tausendguldenkraut-Tee pro Tag schluckweise kalt trinken. Zubereitung: Eine kleine Prise Wermuttee (bot. Artemisia, absinthium), oder Tausendguldenkraut-Tee (bot. Centaurium erythraea nur 3 Sekunden in einer Tasse heißem Wasser ziehen lassen.

Sollte der Patient zusätzlich noch ein nervöses Magenleiden haben, so trinkt er eine Tasse Baldriantee mit Wermut (hier ist nicht das alkoholische Getränk gemeint, sondern die Heilpflanze Wermut mit botanischem Namen Artemisia absinthium) noch pro Tag. Zubereitung: Ein halber Teelöffel voll Baldrianwurzeln in einer Tasse voll Wasser 3 Minuten kochen lassen, dann innerhalb 3 Sekunden über eine kleine Prise Wermut gießen.

Milzkrebs

Bei Milzkrebs macht man die Gemüsesaft-Kur mit Tee-Anwendung, bei der man 42 Tage nichts essen darf. Zusätzlich sollte man mindestens einen ganzen Liter Salbeitee in der speziellen Mischung nach Rudolf Breuss warm oder kalt pro Tag trinken.

Zu empfehlen wäre noch ein heißer Kurzwickel aus Heublumen, Zinnkraut oder Haferstroh. Heublumen lässt man nur ziehen, Zinnkraut und Haferstroh lässt man 10 Minuten kochen.

Nierenkrebs

Bei Nierenkrebs macht man die Gemüsesaft-Kur mit Tee-Anwendung, bei der man 42 Tage nichts essen darf. Ich muss davon ausgehen, dass beim Kampf gegen den Nierenkrebs keine zusätzlichen Tees oder Anwendungen erforderlich sind, weil im Breuss-Buch darüber nichts zu finden ist.

Prostatakrebs

Bei Prostatakrebs macht man die Gemüsesaft-Kur mit Tee-Anwendung, bei der man 42 Tage nichts essen darf. Zusätzlich trinkt man pro Tag zwei Tassen vom kleinblütigen Weidenröschen schluckweise kalt. Zubereitung: Jeweils eine Prise kleinblütiges Weidenröschen (Herba Epilobii parvifloris concis) in zwei Tassen heißem Wasser 10 Minuten ziehen lassen.

Zungenkrebs

Bei Zungenkrebs macht man die Gemüsesaft-Kur mit Tee-Anwendung, bei der man 42 Tage nichts essen darf. Zusätzlich mit einem Esslöffel voll Bibernelltee (Pimpinella) spülen oder gurgeln und dann ausspucken. Mit dem zweiten Löffel macht man es genauso. Mit dem dritten Löffel voll spülen bzw. gurgeln und dann den Tee schlucken. Dies öfter am Tag machen.

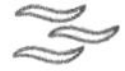

Die Behandlung weiterer Krebsarten

Wenn Sie eine Krebsart haben, die nicht oben aufgelistet ist, fragen Sie sich vielleicht, ob die Krebskur auch gegen diesen Krebs helfen könnte. Nach Breuss ist diese Frage mit einem klaren JA zu beantworten. Krebs ist ja seiner Meinung nach ein selbständiges Gewächs, das am Anfang sehr langsam wächst, später sehr schnell zu wuchern beginnt, und so zu einer Krebsgeschwulst ausartet. Breuss sagt ja weiter, der Krebs werde durch Eiweiß genährt, das er aus der festen Nahrung hole. Entziehe man dem Körper nun die feste Nahrung, nage das eiweißhungrige Blut im Körper an allem Überflüssigen: Wucherungen, Schlackeansammlungen, Geschwülsten.

Folgt man nun der Argumentation von Breuss, dann ist es letztlich egal, wo sich der Krebs im Körper befindet, und um welche Krebsart es sich handelt. Es stellt sich lediglich die Frage, welchen der zusätzlichen Tees Sie außerdem nehmen sollten. Ich würde empfehlen, den zu nehmen, der dieser Körperregion am nächsten ist, in der Ihr spezieller Krebs sitzt. Als Beispiel könnte ich mir vorstellen, bei Schilddrüsenkrebs den zusätzlichen Bibernelltee zu nehmen, wie dies beim Halsdrüsenkrebs vorgesehen ist. Leider können wir ja Rudolf Breuss nicht mehr fragen. Er könnte uns sicher den richtigen Rat geben. Weil aber vom Ansatz her es bei der Breuss-Kur eigentlich egal ist, wo der Krebs im Körper sitzt, wird meine Auffassung nicht gar so falsch sein.

Der Versuch einer Krebskur nach Rudolf Breuss bei jedem in der Aufstellung in diesem Kapitel nicht aufgeführten Krebs erscheint mir persönlich auf jeden Fall lohnenswert.

Ihr ganz persönlicher Weg

1. Prüfen Sie zunächst, ob die Krebsart, an der Sie leiden, zu den beschriebenen Krebsarten gehört, die mit der Krebskur erfolgreich behandelt werden können. Eine Aufstellung der verschiedenen Krebsarten finden Sie im Kapitel 4. Falls Sie den Krebs, von dem Sie befallen sind, dort nicht finden, so empfehle ich Ihnen, die Kur aus den im Absatz „Die Behandlung weiterer Krebsarten“ (Kapitel 4) genannten Gründen trotzdem zu machen.

2. Wenn Sie die Breuss-Kur daraufhin für sich als Möglichkeit zum Kampf gegen den Krebs in Erwägung ziehen, so prüfen Sie, ob Sie sich zutrauen, 42 Tage nichts zu essen. Eventuell haben Sie - wie ich damals - etwas Übergewicht und können „das Angenehme mit dem Nützlichen verbinden“?

3. Falls Sie nicht übergewichtig sind, wägen Sie ggf. zusammen mit Ihrem Hausarzt für sich ab, ob die mögliche Überwindung des Tumors das vermeintliche Risiko des vorübergehenden Gewichtsverlustes wert sein könnte.

4. Für ältere Damen und Herren unter Ihnen könnte folgende Bemerkung von Rudolf Breuss eine Hilfe bei der Entscheidung für die Krebskur sein: *„Ich möchte noch vermerken, dass ältere Leute meine Krebskur leichter machen, da ihnen das Fasten nicht so schwer fällt, und sie nicht mehr so viel Aufbaustoffe brauchen“.*

5. Diese Bemerkung sollte die Jüngeren aber nicht schrecken. Sie sind nämlich meist „besser drauf“ als die „älteren Damen und Herren“.

6. Was tun, wenn Ihr Arzt zum Ergebnis kommt, die Kur sei nicht möglich? Es kann ja sein, dass Ihr Arzt grundsätzlich vom Fasten, vom Heilfasten, nichts hält, es sogar als gefährlich ansieht. Es könnte ja sein, dass dieser Arzt in seiner

Ausbildung nichts vom Fasten gehört, und sich auch nicht mit dieser Materie beschäftigt hat. Sehen Sie ihm das nach und fragen in diesem Falle einen ausgebildeten Fastenarzt, der beurteilen kann, ob Sie die Kur durchstehen können. Adressen finden Sie im Anhang (Adressenverzeichnis).

7. Was tun, wenn eine bereits erfolgte Therapie nicht angeschlagen hat oder die Chemo hat Sie so weit geschwächt, dass Sie sich selbst nicht (mehr) in der Lage sehen, die Breuss-Kur mit all ihren Anforderungen (Nahrungsverzicht, Bewegung an der frischen Luft) zu machen? Rudolf Breuss macht auch austherapierten, also von der Schulmedizin aufgegebenen, Krebspatientinnen und Krebspatienten Hoffnung. Er schreibt: *„Auch bei Operierten, Bestrahlten und mit Chemotherapie Behandelten ist es noch bei vielen nicht aussichtslos“* und berichtet von einer Patientin, die mit 10 Kg Untergewicht (45 statt 55 Kg) die Kur begann und gesund wurde. Das Kapitel 12, „Die Krebskur im schulmedizinischen Test“, zeigt, dass auch Patienten, die nur noch ein paar Wochen zu leben hatten, die Kur mit Erfolg machen, den Krebs also besiegen, können.

8. Um sich für die Kur besonders vorzubereiten, finden stark geschwächte Patienten Tipps im Kapitel 6 unter „Für die Kur zu schwach?“ Grundvoraussetzung, auch unter diesen Umständen die Krebskur in Angriff zu nehmen, ist jedoch: **<u>Sie selbst</u> müssen wirklich wollen!!!**

9. Überlegen Sie, ob Sie die Kur zuhause machen können, oder ob Sie sich lieber in eine Kureinrichtung mit professioneller Begleitung begeben möchten.

10. Adressen finden Sie im Adressenverzeichnis) bzw. aktuell unter www.breuss-kur.de (unter „Links“). Sicherlich gibt es noch weitere Einrichtungen, die sich mit Fasten oder Heilfasten beschäftigen. Achten Sie aber darauf, dass die Saft-

Fastenkur dort wirklich korrekt durchgeführt wird, und nicht durch ergänzende Ernährung „verfälscht“ wird.

11. Nur mit dem Vertrauen in den eigenen Willen, in die eigene Stärke, werden Sie die Kur beginnen - und werden Sie auch durchhalten. Lesen Sie die im Original-Büchlein von Rudolf Breuss enthaltenen Berichte von Menschen, die mit der Krebskur ihre Gesundheit wiedererlangt haben, und fragen Sie sich, ob Sie das auch wollen, und ob Sie an Ihre eigene Stärke glauben.

12. Dr. med. F. B. aus Berchtesgaden schreibt im Alter von 87 Jahren im Buch "KREBS/Leukämie": *„Ich sehe in der modifizierten, dem heutigen Menschen angepassten Kur von Breuss eine Möglichkeit, Krebskranke zu heilen, sofern sie den Mut und die Kraft aufbringen, die Kur durchzuhalten.“* Er fährt fort: *„Käme der starke Glaube noch hinzu, so könnte sicher das bisher nicht geahnte Wunder geschehen.“* Ich möchte ergänzen: An den Erfolg der Krebskur und an die eigene Stärke können, sollen und müssen Sie von vornherein glauben. Sonst ist es wenig sinnvoll, mit dem Fasten überhaupt erst zu beginnen.

13. Fragen Sie sich, welche wirklichen Alternativen Sie haben. Die passive Hinnahme schulmedizinischer Behandlungen ist manchmal leichter zu ertragen, als selbst tätig zu werden, und Verantwortung für die eigene Gesundheit zu übernehmen. Bei der Breuss-Kur ist die Natur Ihr Partner: Die Wirkstoffe im Saft und in den Tees sowie die Immunkräfte Ihres Körpers vermögen eine Heilung zu bewirken.

14. Können Sie sich vorstellen, sich auch entgegen der Empfehlung von Freunden, vielleicht sogar Familienmitgliedern für die Breuss-Kur zu entscheiden? Haben Sie Menschen, die mit Ihnen diesen Weg gehen und Sie mental unterstützen?

15. Wenn Sie glauben, für die Kur keine Zeit zu haben, so denken Sie daran, dass es sein könnte, dass Sie demnächst eine ganze Ewigkeit Zeit dazu haben könnten - nur stellt sich die Frage, ob es Ihnen dann noch nützt ...
16. Und wenn Sie nicht sicher sind, ob Sie Krebs haben, so können Sie sich mit dieser Kur innerhalb von sechs Wochen Gewissheit verschaffen, dass Sie ihn los sind.
17. Wenn Sie sich mit den genannten Fragen selbst geprüft haben, kommt jetzt für Sie der Punkt der Entscheidung:
18. **Entschließen Sie sich, die Kur zu machen!**

Um den Entschluss umzusetzen, und die Kur sach- und fachgerecht durchzuführen, rate ich Ihnen nun, mit der Lektüre meines HANDBUCHES DER KREBSKUR zu beginnen.

Sollten Sie sich einfach weiter informieren wollen, so sind Sie eingeladen, das Buch interessehalber zu Ende zu lesen.

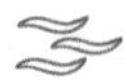

Kapitel 8

Krebs in aktuellen Zahlen

Weltweite Krebsneuerkrankungen

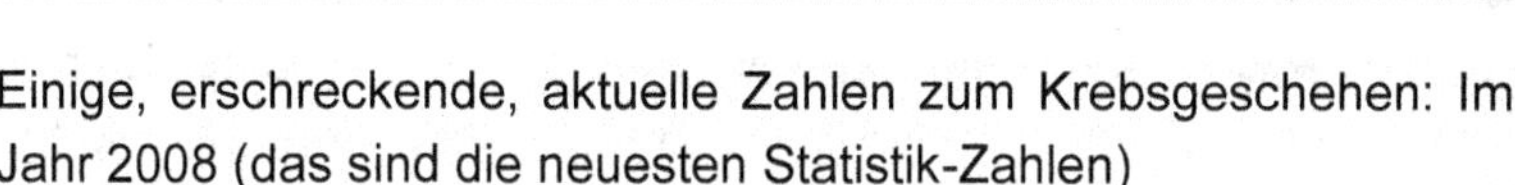

Vorbemerkung: Sich auf den ersten Blick "widersprechende" Zahlen an den unterschiedlichen Quellen, Erfassungsmethoden und Schätzungen.

Einige, erschreckende, aktuelle Zahlen zum Krebsgeschehen: Im Jahr 2008 (das sind die neuesten Statistik-Zahlen)

- wurden weltweit rd. 12,7 Millionen Krebserkrankungen neu diagnostiziert.
- lebten weltweit mehr als 22 Millionen Menschen mit Krebs,
- starben weltweit 7,6 Millionen Menschen durch Krebs.

Experten schätzen, dass im Jahr 2030

- weltweit rund 26 Millionen Menschen jährlich an Krebs erkranken, eine Steigerung um 120 Prozent.
- weltweit 17 Millionen Menschen an Krebs sterben werden, eine Steigerung um 225 %!

Weil die Heilungs-Chancen in der Schulmedizin trotz aller Werbung (der Werbe-Etat der Pharma-Industrie übertrifft den Etat für Forschung um das Doppelte![7]) und trotz aller Anstrengungen leider nicht steigen (siehe nächste Seite) stehen uns schlimme Zeiten bevor.

Ganz schlimme!

Krebserkrankungen in Deutschland

Jedes Jahr erkranken 500.000 Menschen in Deutschland neu an Krebs, 221.000 Menschen sterben jährlich daran[6]. Experten schätzen, dass die Zahl der Krebserkrankungen bis zum Jahr 2050 um 30 Prozent zunehmen wird. Der Grund: Die Menschen werden immer älter und Krebs ist eine Erkrankung, von der insbesondere ältere Menschen betroffen sind.

Häufigste Krebsarten beim Mann

Mit 70.100 Neuerkrankungen im Jahr ist Prostatakrebs in Deutschland heute die häufigste Krebsart beim Mann. Hauptgrund hierfür ist der wachsende Anteil älterer Männer. Das mittlere Erkrankungsalter liegt bei 70 Jahren. An zweiter Stelle steht beim Mann Lungenkrebs mit 36.000 Neuerkrankungen. Darmkrebs belegt bei den Männern mit 35.500 Erkrankungen pro Jahr Platz drei.

Häufigste Krebsarten der Frau

Häufigste Krebsart der Frau ist Brustkrebs. Jährlich erkranken 75.200 Frauen in Deutschland neu daran. Das mittlere Erkrankungsalter liegt bei 65 Jahren. Jede vierte betroffene Frau ist bei der Diagnosestellung jünger als 55 Jahre. An zweiter Stelle steht bei den Frauen Darmkrebs mit 28.400 Neuerkrankungen. Bei den Frauen steht Lungenkrebs mit 19.600 mittlerweile auf Platz drei. Die Ursache: Immer mehr Frauen rauchen!

Krebs bei Kindern

Jährlich erkranken in Deutschland ca. 1.800 Kinder und Jugendliche unter 15 Jahren neu an Krebs. Diese Zahl ist seit vielen Jahren konstant. Die Heilungschancen liegen heute bei 80 Prozent. Bösartige Neubildungen sind bei Kindern trotzdem immer noch die

zweithäufigste Todesursache. Die häufigsten Krebserkrankungen im Kindesalter sind Leukämien (Blutkrebs), Tumore des Gehirns und des Rückenmarks sowie Lymphknotenkrebs.[8]

Krebserkrankungen nehmen drastisch zu

Die Zahl der Krebskranken in Deutschland ist in den vergangenen 20 Jahren deutlich nach oben geschnellt. Aktuell leben fast 1,5 Millionen Tumorpatienten in Deutschland, deren Krankheit vor höchstens fünf Jahren entdeckt wurde. Experten zufolge nimmt die Zahl der diagnostizierten Krebsfälle auch in diesem Jahr (2015) weiter zu. Am häufigsten trifft Männer dabei Prostatakrebs, bei Frauen ist es Brustkrebs.

Zum Auftakt des 31. Deutschen Krebskongresses in Berlin gaben die Experten des Robert-Koch-Instituts (RKI) eine beunruhigende Prognose ab: 2014 wird fast in jeder Minute eine neue Krebsdiagnose gestellt werden, insgesamt werden bei rund 500.000 Menschen bösartige Tumore entdeckt.

—— info ——

6 *Deutsche Krebshilfe, Stand: 2/2014*

7 *Forscher haben jetzt ausgerechnet, wie viel US-Pharmakonzerne für Werbung ausgeben - im Verhältnis zu ihren Forschungsetats.*

Das Ergebnis: Die Ausgaben für die Werbung liegen fast doppelt so hoch wie für Forschung und Entwicklung, schreiben Marc-André Gagnon und Joel Lexchin von der York University im kanadischen Toronto im Online-Fachblatt "PLoS Medicine". Im Jahr 2004 steckten US-Arzneifirmen demnach insgesamt 57,5 Milliarden Dollar in Werbemaßnahmen, aber nur 31,5 Milliarden Dollar in Forschung und Entwicklung (39,3 zu 21,5 Milliarden Euro).

Das Ergebnis bestätige den öffentlichen Eindruck, dass die Pharmaindustrie marketinglastig sei, kritisieren die Forscher.

8 *Deutsche Krebsgesellschaft e.V., Bonn, www. krebshilfe.de/ krebszahlen.html*

Seit 1990 ist die Zahl der Krebs-Neuerkrankungen in Deutschland um fast 30% gestiegen. Dabei gibt es einen deutlichen Geschlechterunterschied:

Bei Männern stieg die Zahl um 45%, bei Frauen um 14%. Dies liegt jedoch vor allem daran, dass die heutigen Männer-Generationen älter werden als die früheren Kriegsgenerationen.

Der Präsident der Deutschen Krebshilfe, Harald zur Hausen, geht davon aus, dass die Zahl der Krebserkrankungen in Deutschland bis 2030 um ein Drittel steigen wird. *"Wir müssen damit rechnen, dass bis zum Jahr 2030 jährlich 580.000 Krebsneuerkrankungen auftreten – fast ein Drittel mehr als jetzt",* sagte der Medizin-Nobelpreisträger in einem Interview. Die Tendenz sei steigend, weil die Menschen immer älter würden.

Eindringlich rief er zur Vorbeugung auf: *"Wir wissen heute: Rund zwei Drittel aller Krebskrankheiten sind Folge unseres Lebensstils." „Nichtrauchen, geringer Alkoholkonsum, körperliche Bewegung",* fuhr der Präsident der Deutschen Krebshilfe er fort, *„der Schutz vor UV-Strahlen und auch die Vermeidung von Virusinfektionen könnten das Krebsrisiko entscheidend mindern."*

Krebs müsse kein Schicksalsschlag sein, sagte zur Hausen.

Dem ist nichts hinzuzufügen.

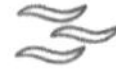

Kapitel 9

Meine Krebs-Story, Teil 5

Die Breuss-Kur, 42 Tage...

Die ersten drei Tage

Alles ist neu für mich: Das eigenhändige Teekochen in der vorgesehenen Vielfalt und auf Vorrat für einen ganzen Tag, das fehlende Frühstück, das ungewohnte „Mittagessen", und das ebenfalls fehlende Abendessen.

Von Anfang an waren meine Frau und ich uns einig: Ich mache die Kur – und sie unterstützt mich dabei.

Meinen Essplatz, Ausnahme ist das „Mittagessen", habe ich praktischerweise in die Küche verlegt. Dort stehen ja die Tees und auch der frisch gepresste Gemüsesaft. Und immer, wenn ich in die Nähe der Küche komme, genehmige ich mir ein Schlückchen. So haben meine Frau und ich wenig Berührungspunkte beim Frühstück und auch beim Abendessen: Meine Frau isst wie gewohnt und am Esstisch und ich bin zum „Essen" eher in der Küche.

Ganz anders ist es beim Mittagessen: Meine Frau kocht für sich, was sie gerade mag. Sie genießt es, auch mal was anderes zu essen, das sie mir sonst nicht „vorsetzt". Mich stört es nicht, wenn ich

ihr zusehe, wie es ihr schmeckt. Ich habe ja meine „französische Zwiebelsuppe“ à la Breuss!

Während der Kur ist es ganz wichtig, sich viel an frischer Luft zu bewegen. Rudolf Breuss sagt dazu kurz und bündig: „Viel Bewegung an frischer Luft!“

Täglich rund 3,5 km Nordic Walking auf wunderschönen Waldwegen in der Umgebung halten mich fit und lenken ab. Das Wetter ist so, dass ich den Sport trotz Eiseskälte durchziehen kann. Während der Kur summierten sich die täglich zurück gelegten 3 ½ km immerhin auf stolze 120 Kilometer!

Ich kann Nordic Walking als Sportart für die Kur, nur wärmstens empfehlen! Es ist leicht zu erlernen und ein wirksames Ganzkörpertraining bei dem zusätzlich die Bauch-, Brust- und Armmuskulatur beansprucht und trainiert wird. Je nachdem, wie man sich fühlt, kann man die Geschwindigkeit entsprechend wählen. Dadurch kann man auch bei beeinträchtigter Leistungsfähigkeit täglich an der frischen Luft unterwegs sein. Selbst bei relativ niedrigem Tempo erhöhen sich durch die Armarbeit Herzfrequenz und Energieumsatz, so dass der Kalorienverbrauch gegenüber dem normalen Walking um 40% steigt.

Weitere Vorteile sind die Entlastung der Rücken-, Knie- und Fußgelenke. Auch Muskelverspannungen im Schulter- und Nackenbereich können durch Nordic Walking und die richtigen Stöcke, gelöst werden.

Wenn Sie sich mit dem Nordic Walking anfreunden wollen, so fragen Sie in Ihrem Sportverein oder im Sportartikelgeschäft nach möglichen Einstiegskursen, denn man sollte diese Sportart von Anfang an richtig ausüben.

Die größte Überraschung für mich: Ich habe kein Hungergefühl!!!

Und an den dunkelroten Stuhl (von der roten Bete!) muss ich mich nach dem ersten Schrecken erst gewöhnen.

Der dritte Abend

Der Blutdruck hat sich auf den Idealwert 125:75 eingependelt, trotz Weglassen der hochdrucksenkenden Medikamente, die ich seit Jahren eingenommen habe - eine Überraschung für mich!

Ich entschließe mich zum Absetzen meines Schilddrüsenmedikamentes (wie man später sehen wird, mit überraschendem Ergebnis), weil Rudolf Breuss von der Einnahme von Medikamenten, soweit als irgend möglich, abrät. Dabei bin ich mir bewusst, dass derartiges Weglassen von Arzneimitteln im Einzelfall hinsichtlich möglicher Gefahren wohl überlegt sein muss, und in der Regel besser mit dem die Kur begleitenden Arzt abgestimmt werden sollte.

Zu Beginn der Kur wog ich stolze 105 Kg. Am dritten Kur-Abend fehlen mir bereits drei Kilogramm - ich bin nicht traurig darüber. Auch die Körperfettwerte sind ausweislich unserer, Körperfettwaage um ganze drei Einheiten gesunken – prima! Der Sport macht sich bemerkbar.

Die erste Woche ist geschafft!

Mir geht es nach einer Woche ohne feste Nahrung besser, als ich je gedacht hätte. Der tägliche Sport lenkt ab, und ich plane den Bau einer Kräuterspirale im Garten. Man muss ja was tun. Die notwendigen Informationen zur Spirale hole ich mir aus dem Internet und kaufe mir zusätzlich ein Buch über die dazu passenden, einfach zu pflegenden Kräuterpflanzen.

Gewichtsabnahme in der ersten Woche: 4,5 kg! Das hätte ich nie geglaubt!

Wie bei Heilfasten allgemein üblich, schüttet mein Körper wohl jede Menge Endorphine aus. Mir geht es einfach gut!

Die Sache mit den Glückshormonen

Bei der Krebskur werden, wie beim Fasten überhaupt, nach etwa drei bis fünf Tagen Endorphine, die sog. Glückshormone, und Serotonin, freigesetzt. Diese bewirken, dass man sich während des Fastens rundum wohl fühlt, und keinen Hunger verspürt. Viele Patienten berichten außerdem davon, dass ihre Schmerzen während des Fastens nachlassen. Auch das trägt zur Stimmungsaufhellung bei.

Eine ähnliche Glücks-Wirkung wie das Fasten wird ansonsten nur Psychopharmaka oder Drogen wie Ecstasy zugeschrieben. Während des Fastens durchläuft der Körper nämlich einen Prozess des Stressabbaus, der Öffnung für neue Perspektiven und eine andere Sichtweise der Dinge. So gehen viele Menschen nach einer Fastenkur gelassener und entspannter mit den Dingen des Alltags um.

Die Krebskur kann also Impuls für eine Änderung des Lebensstils sein. Die positiven Erfahrungen der Kur bewirken oftmals eine gesundheitsbewusstere Lebensführung. Denn das Fasten ist in unserer hektischen Zeit eine Art Besinnung, ein In-sich-Gehen. Die Krebskur kann auch der Einstieg sein in eine langfristig gesunde Ernährung und Gewichtsabnahme.

Die Arbeit am PC fällt mir überhaupt nicht schwer, ich bin konzentriert und kann beides miteinander gut verquicken: Die Arbeit für die Firma und die Kur für die Gesundheit. Wichtig für mich: Das kleine Software-Unternehmen darf und muss nicht darunter leiden, dass der Geschäftsführer „hungert“.

Während der Kur ganz normal arbeiten

Während der Kur, so sagt Rudolf Breuss, ist meist keine Bettruhe erforderlich. Im Gegenteil, man solle, wenn möglich, arbeiten, um vom Essen und von der Krankheit abgelenkt zu werden. Ich kann dies nur bestätigen.

Mir hat die Arbeit während der Kur nicht nur gut getan, sie hat auch Spaß gemacht. Was habe ich während der Kur nicht alles gemacht?

- Da war zunächst die Arbeit als Geschäftsführer einer kleineren EDV-Firma (mit Büro im eigenen Hause, was natürlich vieles erleichtert) mit allen Aufgaben, die diese Tätigkeit so mit sich bringt.
- In der Freizeit konnte ich auch meine ehrenamtlichen Verpflichtungen als Vereinsvorsitzender eines Traditionsverbandes, wie immer und mit Freude, wahrnehmen.
- Dazu kam der Bau der Kräuterspirale im Garten mit ihren wirklich kraftraubenden Dimensionen (Gesamtgewicht von rund 7,5 Tonnen, das sind stolze 7.500 Kilogramm!). Die Spirale hat einen Durchmesser von rund 3 m und eine Höhe ab Gelände von 110 cm.

Man ist also während der Kur nicht „schwach auf den Beinen“! Ich war es jedenfalls nicht. Weitere Tipps, die das Arbeiten während der Kur erleichtern, finden Sie im HANDBUCH DER KREBSKUR.

Sogar die Freizeit muss nicht leiden. Ich besuche sowohl am Montag als auch am Donnerstag den für mich traditionellen Stammtisch. Meine Tee-Spezial-Mischung nehme ich in der Thermoskan-

ne mit und lasse sie mir vom Service als unauffälliges Weinschorle (der kalte Tee sieht auch genauso aus) servieren. Natürlich gegen ein entsprechendes Trinkgeld.

Die zweite Woche

Es ist gut, alles selbst zu machen: Die Tees und auch den Gemüsesaft. Man wird abgelenkt. Und man schafft sich seine Qualität selber! Nur das „hervorragende“ Mittagessen macht mir ja meine liebe Frau, der kulinarische Höhepunkt des Tages!

Die Kräuterspirale nimmt gedanklich, und auch planerisch, Gestalt an. Hungergefühl? Keines. Sport: Ja! Abgenommen? Ja, insgesamt 8,5 Kg!

Die dritte Woche

Die Krebskur ist inzwischen Routine geworden. Man geht mit allen Dingen und Problemen routinierter um als zu Beginn der Kur. Mit der Kräuterspirale geht es voran, der 30 cm tiefe Erdaushub mit einem Durchmesser von 3 Metern ist geschafft, die 30 cm dicke Drainageschicht steht zum Einfüllen an.

Wir haben inzwischen April und es ist etwas wärmer geworden. Ich merke aber, dass ich mehr friere, als ich das sonst bei diesen Temperaturen gewohnt bin.

Gewichtsverlust seit Kurbeginn: 14,0 kg.

Der vor der Kur bereit gestellte Sauerkrautsaft kam bisweilen schon zum Einsatz: Wenn ich der Meinung war, dass es ein wenig mehr Stuhlgang sein könnte, trank ist halt ein Glas von diesem köstlichen Saft. Wirklich nötig wäre das aber nicht gewesen. Spätestens jeden dritten Tag sollte aber Stuhl (auch in kleinsten Mengen) irgendwie sichtbar sein.

Verstopfung

Normalerweise kann man seinen Darm durch eine ballaststoffreiche, gesunde Ernährung und durch viel Trinken fit halten. Bei der Breuss-Kur jedoch fehlen dem Körper diese notwendigen Ballaststoffe. Viel Trinken muss man natürlich auf jeden Fall, wenn man gesund und munter alt werden möchte - egal ob bei der Krebskur oder im "normalen" Alltag.

Der Darm benötigt beim Fasten Unterstützung, um die angefallenen Schlackenstoffe, überflüssigen Bestandteile der Nahrung und Giftstoffe (auch von vor dem Fasten) aus dem Darm auszuschwemmen. Deshalb sollte man ihn vor der Kur sorgfältig und gründlich leeren. Generell sollte während der Kur spätestens jeden dritten Tag eine Darmentleerung stattfinden.

Steht die Darmentleerung an, so rät Rudolf Breuss:

- Einlauf mit körperwarmem Wasser oder Kamillentee,
- oder man trinkt *leichten* Abführtee,
- oder man schiebt etwas feste Butter in den Darm.

Mein erprobter Vorschlag:

- ein Glas Bio-Sauerkrautsaft hilft oft auch schon.

Hintergrund: Durch die Saftkur, sagt Breuss, wird der Pfortaderkreis (Pfortader = Vene, die der Leber die im Darm erschlossenen Nährstoffe und auch mögliche Giftstoffe zuführt) so angeregt, dass vieles, was im Darm noch zu verwerten wäre, fast zur Gänze in den Körper aufgenommen wird.

Deshalb kommt es vor, dass man über mehrere Tage keinen oder kaum Stuhlgang hat, dabei aber beschwerdefrei bleibt. Trotzdem ist es wichtig, dass Stuhl und Urin gut abgehen, damit die Abbaustoffe nicht zu lange im Körper bleiben und Vergiftungserscheinungen hervorrufen.

Die vierte Woche

Eine "volle" Arbeitswoche im Garten. Das Wetter macht mit, und ich kann mich „warm arbeiten". Der PC und das Büro müssen zurück stehen. Das schöne Wetter sollte man ja wirklich nutzen! Mir geht es weiterhin sehr gut.

Auch die schwere körperliche Arbeit geht mir leicht von der Hand. Trotz aller Schufterei im Garten: Der Ausgleichssport wird nicht vergessen: Täglich rund 3,5 Kilometer per Nordic Walking durch den Wald. Macht Spaß.

Die Kräuterspirale wächst nach oben. Spiralförmig eben. Hunger? Keiner. - Man glaubt es kaum.

Weitere 3,5 kg abgenommen. Vielleicht liegt es am Sport plus harter körperlicher Arbeit?

Ich bin nicht traurig, denn ich komme meinem „idealen Kampfgewicht" von 85 Kilogramm bei 187 cm Körpergröße immer näher.

Die fünfte Woche

Die Bewegungsfreiheit auch außer Haus, die ich mir verschafft habe, hat sich bewährt (Kapitel 6). Ich kann überall hingehen, an den verschiedensten Veranstaltungen teilnehmen, und am gesellschaftlichen Leben, so weit wie immer möglich, teilhaben.

Wenn man nicht an alles denkt: Wir waren bei einer abendlichen Kabarett-Veranstaltung in einer kleinen Nachbargemeinde. Da ich dachte, man habe den Raum wie für einen Vortrag eingerichtet, hatte ich meine Trinkflasche(n) natürlich nicht mitgenommen. Ein Fehler. Man hatte großzügig mit Tischen gestuhlt und die Besucher fingen erst einmal an, große Portionen aller Art zu bestellen und in aller Öffentlichkeit(!) zu verzehren. Und Getränke jeden Ge-

schmacks und jeder Richtung wurden aufgefahren. Nur ich hatte nix. Nicht mal Wasser, denn das durfte ich ja nicht trinken. Ein schwerer Abend für mich – aber ich habe durchgehalten.

Die Kräuterspirale geht langsam ihrer Fertigstellung entgegen. Man sieht schon, wie sie einmal werden wird.

Und das Gewicht? Es geht jetzt Hundertgrammweise mal hoch und auch mal runter, alles innerhalb von zwei Kilos.

Es ist ganz schön kalt geworden - glaube ich. Doch der Blick aufs Thermometer sagt mir, dass es tatsächlich nicht kälter wurde. Ich friere nur schneller, wohl weil mir das „Fett" jetzt fehlt zum Verbrennen. So etwas kenne ich nicht, habe immer schön warme Hände - gehabt...

Der 35ste Tag

Von jetzt an ging's bergab... Alles ist mir zuwider: Stets dieselben Tees, und der Gemüsesaft wird auch nicht besser (anfangs hat er ausgezeichnet geschmeckt!), keine Abwechslung... Ich will aufhören. Ich habe genug...

TIPP: Im Dezember 2005, nachdem ich die Krebskur ein zweites Mal – diesmal aus reinen Studiengründen (ich hatte beim ersten Fasten ja nicht vor, ein Buch zu schreiben. Ich wollte den Kampf gegen den Krebs gewinnen!) – gemacht hatte, stellte ich fest: Der Gemüsesaft kann durchaus schmecken. Näheres dazu im HANDBUCH DER KREBSKUR.

Meine liebe Frau greift ein: Sie motiviert mich zum Weitermachen. Sie „bekniet“ mich, die Kur fortzusetzen, sie nicht eine Woche vor dem Ende abzubrechen. Sie hat Erfolg. - Ich mache weiter.

Die sechste und damit letzte Woche

Die sechste Woche: Es geht schon wieder, ich habe den toten Punkt überwunden. Bald ist es geschafft: Sowohl die Kräuterspirale wird fertig als auch die Krebskur.

Eine kleine Begebenheit am Rande zeigt, wie genau wir das mit dem verbotenen Essen genommen haben, und wie gefährlich, ja sogar tödlich, es sein kann, gedankenlos etwas zu essen (zu letzterem siehe „Der 35ste Tag“). Beim Bepflanzen der Kräuterspirale habe ich auch Kräuter dorthin verpflanzt, die im Garten in anderen Beeten wuchsen, so auch den Schnittlauch. Bei einer Pflanze war ich mir nicht sicher, ob dies auch wirklich Schnittlauch ist, denn sie war fast doppelt so hoch wie normaler Schnittlauch. Ich brach einen Halm ab und wollte ein Stück davon in den Mund nehmen, um ihn zu kosten. „Halt!“ rief meine Frau, „Du darfst doch nichts essen!“. Und schon flog der Halm in hohem Bogen wieder aufs Beet zurück.

Das Gewicht hat sich bei 85 kg eingependelt. Mein eigentliches Wunschgewicht ist damit erreicht! Breuss sagt, dass man 5 bis 15 Kilos abnehmen würde. Bei mir waren es halt 20 kg. Vielleicht wegen der Plackerei. Und wegen des täglichen Sports. Und weil ich die Pfunde gern verloren habe!

Wer 42 Tage nichts isst, nimmt in aller Regel ab. Da sage ich Ihnen ja wohl nichts Neues. Bei einer Körpergröße von 187 cm reduzierte sich mein Körpergewicht während der Kur von 105 kg um 20,0 kg auf besagte 85 kg.

Beim Fasten nimmt man ab

Rudolf Breuss schreibt, dass man bei der Krebskur wenig abnehme, aber mit 5 bis 15 Kilogramm Gewichtsverlust solle man rechnen (je nach Ausgangsgewicht und körperlicher Arbeit bzw. anstrengendem Sport während der Kur). Wie im Originalbuch von Breuss zu lesen ist, können auch Patientinnen und Patienten mit starkem Gewichtsverlust schon vor der Kur (z.B. von ursprünglich 55 kg schon vor der Kur 10,0 kg verloren) die Kur erfolgreich durchführen.

Selbstverständlich kann durch Umstellung der Ernährungsgewohnheiten und des Bewegungsverhaltens eine einmal erreichte und wünschenswerte Gewichtsreduktion gesichert werden. So habe ich in den ersten vier Wochen nach der Kur neun Kilogramm wieder zugenommen und damit ein Gewicht erreicht, das ich gern halten würde. Daraus ist leider nichts geworden: Ich habe mein Ausgangsgewicht wieder.

Laut Schulmedizin gilt Fasten bei Krebs übrigens allgemein als schädlich. Das Schlimme ist, dass die Mehrheit der Ärzte keine Ahnung vom Fasten hat. Manche glauben sogar, dass man nach einigen Tagen Fasten tot umfällt, was natürlich Unsinn ist.

Die auf dem Foto gezeigte Hose hatte ich kurz vor der Kur gekauft, nichtwissend, dass ich demnächst die Breuss Krebskur machen würde.

Kapitel 10

Wieder gesund

Komplett-Remissionen durch die Breuss-Kur

Edeltraud Haischberger hatte Eileiterkrebs, eine sehr seltene und aggressive Erkrankung. Der Krebs hatte schon gestreut und sich im Körper verteilt. Die Ärzte gaben ihr noch maximal sechs Monate zu leben.

Sie machte die 42-Tage Breuss-Krebskur, erzählte aber niemandem davon. Niemand sollte sie von ihrem Vorhaben abbringen. Am 30. Tag der Kur ließ sich Frau Haischberger einer Computertomografie unterziehen.

Die Sensation war perfekt: Der Krebs samt Metastasen war verschwunden. 20 Jahre sind seitdem vergangen und Frau Haischberger erfreut sich bester Gesundheit.

Hartl/Hofer: „Geheilt! Wie Menschen den Krebs besiegten", Literaturverzeichnis.

Knut Eickelens Prostatakrebs befand sich bereits im fortgeschrittenen Stadium (Grading III). Krebsbedingte Osteolyseherde (Abbau bzw. Auflösung der Knochen) befanden sich an verschiedenen Wirbelkörpern sowie im Becken. Seine Schmerzen waren so stark, dass ihm nur Morphium helfen konnte.

Die ihn behandelnden Onkologen empfehlen eine sofortige Chemotherapie, doch nach ausgiebigen Recherchen entscheidet er sich für die radikale 42-tägige Fastenkur nach Rudolf Breuss. Er

setzt alle Medikamente ab und durchlebt ein Martyrium, das einem Drogenentzug gleicht. Mit eisernem Willen besiegt er den Krebs.

Eickelen, der bereits bewegungsunfähig im Rollstuhl saß, ist heute schmerzfrei, nimmt keine Medikamente mehr und kann wieder laufen.

Knut Eickelen: „Krebs wenn nicht heilbar dann besiegbar“, Literasturverzeichnis.

Silke Seifert bekam die Diagnose Brustkrebs. Es wurden ihr drei Lymphknoten entfernt. Anschließend sollte ihre Brust amputiert werden, mit nachfolgender Chemotherapie.

Frau Seifert lehnte dies ab, denn sie erfuhr in der Zwischenzeit von der Breuss-Kur. Nach der Kur war der Krebs weg, ihre Werte sind jetzt, nach über drei Jahren, völlig normal.

„Wer wirklich will, kann die Kur machen. Wichtig ist es, sich genau an die Vorgaben zur Durchführung der Kur zu halten“, sagt sie.

Eigene Beobachtung und persönliche Gespräche mit der ehemaligen Krebspatientin durch den Autor.

Edwin Schatz, von dem ich ja seinerzeit den Tipp mit dem Breuss-Buch und der Breuss-Kur bekam (siehe Kapitel 2 – Das war's. Mein Abschied vom Krebs via Breuss-Kur), erfreut sich auch heute noch bester Gesundheit. Sein erfolgreicher Kampf gegen den Krebs liegt nun schon 14 Jahre zurück.

Die Durchführung der Kur bereitete ihm nach eigener Aussage keine Probleme. Er würde die Kur jedem empfehlen, am Wichtigsten sei es, die Anweisungen zur Zubereitung der Säfte genau zu befolgen.

Eigene Beobachtung und persönliche Gespräche mit dem ehemaligen Krebspatienten durch den Autor.

Kapitel 11

Meine Krebs-Story, Teil 6

Die Breuss-Kur, Tage danach...

Es ist vollbracht!

Sekundengenau um Mitternacht des 42-sten Tages, also unmittelbar nach Ende der Kur, beginne ich, von einer Banane mit Genuss - ganz langsam - zu essen. Ich wusste gar nicht, wie gut Bananen schmecken!

Das war natürlich nicht richtig – und vorbildlich schon gar nicht. Deshalb hier der Rat: Man sollte doch vorsichtiger vorgehen, beispielsweise zuerst mit wenigen Löffeln Gemüsesuppe mit Kartoffeln und Möhren beginnen. Auch das gründliche Zerkauen einer altbackenen Semmel schmeckt wunderbar und stellt den Verdauungstrakt langsam wieder auf feste Nahrung ein.

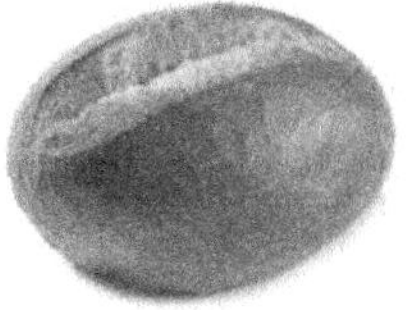

Während der Krebskur hat der Körper nämlich die Produktion von Verdauungssäften eingestellt und die Darmtätigkeit wurde stark eingeschränkt! Die Rückkehr zu normaler Verdauungsarbeit darf deshalb nicht sprunghaft passieren, weil Sie sonst mit Magenkrämpfen bis zu schweren Organschädigungen rechnen müssen.

Es gilt also eiserne Disziplin zu üben, und den Körper mit Geduld an feste Nahrungsaufnahme zu gewöhnen.

Zum Thema empfehle ich Ihnen sowohl mein HANDBUCH DER KREBSKUR als auch das Buch *Richtig essen nach dem Fasten von* Lützner, Dr. med., Hellmut, Helmut Million (beide im Literaturverzeichnis).

Die ersten Tage nach der Kur

In den nächsten Tagen und Wochen nehme ich nur leichte Kost in kleinen Portionen zu mir, d.h. ich esse vorwiegend Gemüse und Fisch (statt Wurst und Fleisch wie früher).

Ab der zweiten Woche vertrage ich auch schon größere Portionen. Allerdings esse ich jetzt nicht mehr so viel wie vor der Kur.

Durch die vorsichtige Wiederaufnahme des Essens habe ich keinerlei Probleme mit der Umstellung - und es schmeckt mir wie nie!

Erfolgskontrollen

Vierzehn Tage nach der Breuss-Kur suchte ich mir über meinen Hausarzt, den ich 14 Tage nach Kur-Beginn in die Kur eingeweiht hatte, einen Urologen, mit dessen Hilfe ich wissen wollte, ob der Krebs wirklich weg war, ich den Kampf gegen den Krebs also gewonnen hatte.

Zunächst war der Doktor äußerst skeptisch und meinte, ob ich nun eine "Hungerkur" gemacht hätte oder nicht, sei völlig egal: Der Krebs würde nicht verschwinden!

Als das Laborergebnis jedoch feststand, war der Urologe platt und sagte zu Beginn der Ergebnisbesprechung:

"Herr Thomar, bei Ihnen ist was passiert!"

Die PSA-Wert-Bestimmung ergab nämlich einen Wert von nur noch 0,53 ng/ml freies PSA!

„JA", sagte ich, „ich weiß, ich habe den Krebs weggehungert. Und das mit Erfolg, wie Sie sehen!"

Der Urologe zeigte sich nun sehr interessiert und informierte sich eingehend, auch mit Hilfe der Original-Unterlagen von der Universitätsklinik und vom Bundeswehrkrankenhaus, die ich ihm überließ, über meine Krebsvorgeschichte und über die gerade durchgestandene Breuss-Kur.

Er meinte, wenn in vier Wochen nochmals gemessen würde, und der Wert nicht wieder steige, könne ich davon ausgehen, dass der Krebs besiegt sei.

Der Wert ist danach bekanntlich nicht nur gleich geblieben, sondern hat sich auf noch niedrigerem Niveau eingependelt. - Bis zum heutigen Tage!

Schade ist nur, dass „mein" Urologe inzwischen die Erkenntnisse, die er aus meiner erfolgreichen Kur anscheinend für sich selber zog, verdrängt hat - oder verdrängen musste - weil er Angst um seine Approbation zu haben scheint.

Tatsache ist jedenfalls, dass er als überzeugter Schulmediziner nicht (mehr) wagt, seinen Patienten zunächst einmal die Breusskur zu empfehlen, sondern in aller Regel - wie die meisten seiner Kollegen auch - zur schnellen, finanziell nicht uninteressanten, Operation rät.

Schade.

PSA-Wert wie ein gesunder Unter 50jähriger

Mein PSA-Wert schwankt in den letzten acht Jahren mit geringen Ausschlägen weit unter dem Normalwert 4,0 ng/ml.

Der Durchschnitt aller gemessenen Werte lag sogar weit unter 1,0 ng/ml, dem Normalwert eines gesunden unter 50jährigen Mann.

Was will man mehr, wenn man 74 ist?

Ein besonderes Dankeschön an die Protagonisten meiner Kur

Im Herbst 2004, rund ein halbes Jahr nach der erfolgreichen Breuss-Kur, haben meine Frau und ich uns bei den beiden unfreiwilligen Protagonisten meiner Breuss-Kur ganz herzlich bedankt. Bedankt mit einem kleinen, zünftigen Grill-Abend bei uns im Garten.

Bis spät in die Nacht saßen wir - die drei Ehepaare - bei einem guten Glas Wein zusammen und ließen Rudolf Breuss und seine geniale Krebskur hochleben.

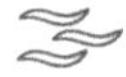

Die Breuss-Kur kann aber mehr als „nur" den Krebs besiegen:

Fast ein Wunder, was mit meiner Schilddrüse passierte!

Vier Wochen nach Kur-Ende ließ ich im Krankenhaus in Ulm im Rahmen der Nachsorge-Untersuchung auch die Schilddrüse untersuchen. Litt ich doch seit über 40 Jahren an einer **Unter**funktion der Schilddrüse und musste regelmäßig entsprechende Medikamente einnehmen wie Euthyrox, Novothyral und andere nicht unproblematische Präparate. Und das vierzig Jahre lang!

Der nuklearmedizinische Befund kam einer kleinen Sensation gleich: Die **Unter**funktion hatte sich, so gab mir der leitende Arzt der Nuklearmedizin zu verstehen, nach der Kur zu einer latenten Schilddrüsen-**Über**funktion gewandelt. Man müsse dies aber in vier Wochen in der Nuklearmedizin in Ulm nochmals prüfen.

Da ich aber in vier Wochen nicht nochmals den langen Weg vom Bodensee nach Ulm fahren wollte, bedeutete ich dem behandelnden Arzt, dass wir in Pfullendorf ja auch eine NUK am Krankenhaus hätten, und ich dort die Nach-Untersuchung werde machen lassen.

Nach besagten vier Wochen begab ich mich also ins Krankhaus und bat den mir gut bekannten Chefarzt, der mich seit 20 Jahren wegen der Schilddrüsenunterfunktion behandelt hat, mich zu untersuchen. Er fragte mich überrascht, was dies außerhalb der normalen Zeiten zu bedeuten habe. Ich antwortete ihm:

„Herr Doktor B., ich würde Sie bitten, meine Schilddrüse zu untersuchen, weil ich vor acht Wochen den Krebs weggehungert habe“.

Er antwortete:

„Ach, Herr Thomar, Krebs kann man nicht weghungern!“

Drei Tage nach der Untersuchung erhielt ich den schriftlichen Befund und bemühte mich, den Inhalt zu verstehen, was mir nicht gelang. Ich bin halt kein Mediziner.

Daher rief ich Herrn Dr., B., an und bat Ihn, mir den Brief „zu übersetzen“ (also vom medizinischen in verständliches Deutsch zu wandeln).

Er sagte mir darauf:

„Herr Thomar, zwei kurze Sätze.

- *Erstens:* ***Ihre Schilddrüse ist kerngesund!***
- *Und zweitens:* ***Wir haben bei Ihnen auch noch alle relevanten Krebswerte genommen.***
  Herr Thomar, ich gratuliere Ihnen!“

Was will man mehr? Zwei gute Nachrichten auf einmal.

Und wenn das ein Chefarzt sagt, dann ist man stolz auf den erfolgreichen Kampf gegen den Krebs und sagt tief bewegt:

Gottseidank!

Allgemeines zur Erfolgskontrolle

Wenn Sie wissen wollen, ob Ihnen die Kur geholfen hat, den Krebs zu besiegen, dann lassen Sie sich etwa zwei Wochen nach Ende der Krebskur untersuchen.

Rudolf Breuss rät zu diesem Abstand, denn offensichtlich braucht der Körper diese Zeit um sich umzustellen, ehe er aussagefähige Werte offenbart.

Wie diese Erfolgskontrolle aussehen kann, besprechen Sie am besten mit Ihrem Arzt, da für die verschiedenen Krebsarten unterschiedliche Diagnostikverfahren geeignet sind.

Und was würde ich machen, wenn die Untersuchung ein negatives Ergebnis zeitigen sollte? Ich würde, nach einer Pause von einem halben Jahr die Kur ganz einfach noch mal machen.

Viele Tumorpatienten, die ausschließlich schulmedizinisch behandelt wurden, leben in Angst vor Metastasen und Rezidiven, also vor Rückfällen.

Erstaunlicherweise stelle ich fest, dass Menschen, die ihre Erkrankung mit der Breuss-Kur heilen konnten, meist frei von diesen Ängsten sind. Vielleicht liegt es daran, dass das 42-tägige Fasten quasi eine Heilung aus sich selbst heraus darstellt, und eine grundsätzliche Wandlung im Bewusstsein mit sich bringt – jedenfalls ist es ein gutes Gefühl!

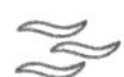

Kapitel 12

Grundlagen der Kur: Saft, Brühen, Tropfen und Tee

Grundlage der Kur: Der besondere Saft

Der Gemüsesaft ist neben den Tees ein wichtiger Bestandteil, quasi das Fundament, der Krebskur. Nicht umsonst heißt die Kur bei Breuss auch „Saftkur“.

Hier möchte ich Sie mit den Inhaltstoffen des Saftes, mit dem Unterschied zwischen gekauftem und selbst gepresstem Gemüsesaft sowie mit dessen richtiger Einnahme vertraut machen. Die Kartoffel, ein Bestandteil des Gemüsesaftes, werde ich hier gesondert ansprechen.

Selber pressen oder fertig kaufen?

Den Breuss-Gemüsesaft kann man fix und fertig kaufen oder ihn auch selber pressen.

- Wer sollte den Saft selber pressen?
- Wann sollte man ihn selber pressen?
- Wer sollte den Saft fertig kaufen?
- Wann sollte man ihn fertig kaufen?
- Was sagt Rudolf Breuss dazu?

- Was meint denn der Autor dazu?

Was spricht für das Selberpressen?

- Da haben wir zunächst Rudolf Breuss, der sagt, dass man bei schweren Krebserkrankungen, wenn möglich, den Saft täglich frisch aus biologischem Gemüse selber pressen sollte. Und da frage ich: Haben Sie als Patient etwa einen „leichten Krebs"?
- Beim Selberpressen (unter „selber" verstehe ich hier, dass der Patient den Saft höchst persönlich presst) kann sich der Patient täglich neu motivieren - und macht sich seine Qualität selbst.
- Wer seinen Saft selber presst, kann während der Kur auch einige Euros sparen, denn das Gemüse für den Saft ist preisgünstiger zu haben, als das Fertigprodukt. Die Arbeit darf man dabei aber nicht rechnen!
- Nur wer seinen Saft selber presst, kann die Lösung, die ich weiter hinten vorschlage, wenn der Gemüsesaft nicht (mehr) schmeckt, oder wenn man die rohe Kartoffel nicht verträgt, problemlos berücksichtigen.
- Weil der angebotene Fertigsaft zwei Jahre haltbar ist, mache ich Anmerkungen und neige deshalb sehr zum Selberpressen.

Was spricht für den Fertigsaft?

- Wer Fertigsaft verwendet, spart natürlich Zeit für die Herstellung des Saftes, was besonders dann entscheidend ist, wenn der Patient während der Kur voll arbeiten muss.
- Wenn kein frisches Gemüse (Rote Bete, Karotten, Sellerie, Rettich und Kartoffel) aus biologisch-dynamischem Anbau er-

hältlich ist, was oft außerhalb der Erntesaison der Fall ist, kommt aus meiner Sicht oft nur Fertigsaft in Frage.

- Ich habe allerdings während meines Kampfes gegen den Krebs (das waren die Monate März und April, also außerhalb der Erntezeit) meinen Saft stets selbst gepresst, auch wenn die Produkte nicht unbedingt aus biologisch-dynamischem Anbau stammten. Und würde Ihnen das auch in diesem Falle raten wollen.

Auf gezielte Nachfrage teilte mir die Biotta-AG übrigens mit, dass sie mit dem Produkt „Breuss Gemüsesaftmischung nach Originalrezept Rudolf Breuss" **nicht in Zusammenhang mit Krebs** gebracht werden will!

Also: Selber pressen!

Wie man den Saft zu sich nimmt

Rudolf Breuss schreibt: "Bis zu einem halben Liter darf man täglich trinken, aber ja nicht müssen!" Und zur Menge des Gemüsesaftes sagt er: „Je weniger desto besser". Ich habe einen Viertelliter vormittags und den anderen nachmittags in vielen kleinen Schlucken getrunken.

> Den Gemüsesaft stets gut einspeicheln. Durch die schluckweise, eingespeichelte Einnahme dieser geringen Nahrungsmenge wird die Nahrung aufgeschlossen und somit werden die Verdauungsorgane wenig(er) belastet..

Den Gemüsesaft selbst herstellen

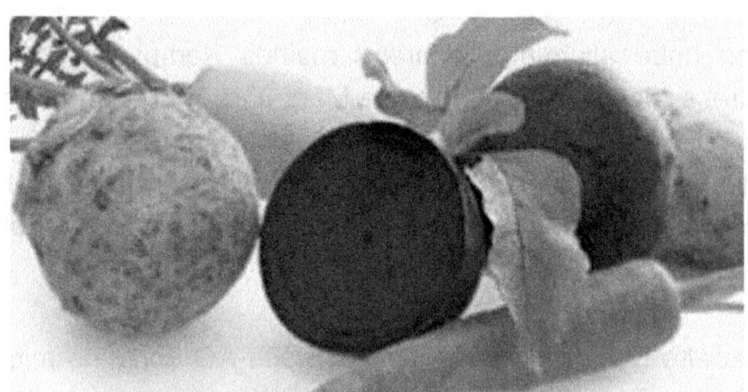

Rote Bete, Karotte, Sellerie, Rettich und Kartoffel

Die tägliche Saftmischung bei der Krebskur besteht aus den fünf Komponenten:

- 300 gr. Rote Bete, Randen oder Rote Rüben
- 100 gr. Karotten, Gelbe Rüben, Möhren
- 100 gr. Sellerieknollen
- 30 gr. Rettich und
- 1 hühnereigroßen Kartoffel.

Diese Menge ergibt etwa ½ Liter Saft (je nach Jahreszeit und Entsafter). Unbedingt zum Leben braucht man nur 1/8 bis ¼ Liter Saft pro Tag.

Ergibt diese Menge zu wenig Saft (das kann jahreszeitlich bedingt sein), erhöhen Sie die Grammzahlen entsprechend.

So gehen Sie vor: Gemüse putzen, nicht schälen (wenn die Kartoffel aufgrund der Jahreszeit zu alt ist, so dürfen Sie aber die gröbsten „Verunstaltungen“ entfernen!), in Stangen schneiden, damit diese in das Einfüllrohr passen und durch den Entsafter pressen.

Danach den Saft durch ein Leinentuch passieren, denn bei einem halben Liter Saft sind immer noch ein bis zwei Esslöffel Satz dabei. Dieser Satz wäre Nahrung für den Krebs!

Wenn Sie statt des Leinentuches ein Teesieb verwenden wollen, so prüfen Sie dessen Eignung so: Sieben Sie frisch gepressten Gemüsesaft mit dem Teesieb und passieren den Saft anschließend durch ein Leinentuch. Befindet sich jetzt in dem Leinentuch kein Satz, so ist das Sieb geeignet. Ansonsten leider nicht.

Gleiches gilt für Super-Gemüsesaftpressen mit Nano- oder ähnlichem Filter. Immer die **Leintuchprobe** machen!

Damit Sie wissen, wofür der Saft im Einzelnen gut ist:

- die Roten Bete, Randen oder Rote Rüben sind gegen die Krebserkrankung als solche,
- die Karotten, Gelbe Rüben oder Möhren braucht der Körper wegen des Karotins,
- die Sellerieknollen wegen des Phosphors, denn ohne den kann man nicht leben,
- den Rettich- und den Kartoffelsaft braucht die Leber.

Wichtig: Den Saft täglich frisch pressen und in Raumtemperatur trinken. Also nicht in den Kühlschrank stellen!

Im Behälter, meist wohl ein Glas, in den Sie den Saft aus dem Entsafter fließen lassen, bildet sich in aller Regel ein Satz, den man auch dort belassen sollte. Dies ist meines Erachtens Kartoffelstärke, die beim einen oder anderen dazu führt, dass ihm der Gemüsesaft nicht schmeckt. Also bitte nicht umrühren!

Zum Thema „Kartoffel“

„Die Kartoffel muss beim Gemüsesaft nicht unbedingt dabei sein“, sagt Rudolf Breuss. Bei Leberkrebs aber ist die Kartoffel sehr wichtig!

Nicht jeder verträgt oder jedem schmeckt die Kartoffel im Gemüsesaft. Da ist es gut zu wissen, dass man von Breuss einen Ersatz angeboten bekommt: Den Kartoffelschalen-Tee.

Ich habe die Kartoffel stets mit verarbeitet. Mir hat der Saft trotzdem in aller Regel geschmeckt.

„Statt einer zum Saft dazugegebenen Kartoffel“, so sagt Breuss an gleicher Stelle, „kann man auch eine Tasse Kartoffelschalentee pro Tag schluckweise kalt trinken.“

So kochen Sie diesen Tee: Eine Hand voll rohe Kartoffelschalen in zwei Tassen voll Wasser 2 bis 4 Minuten lang kochen. Den Tee dann absieben.

Wenn sie roh nicht vertragen wird, so trinkt man auch in diesem Falle eine Tasse Kartoffelschalentee pro Tag schluckweise kalt. Wenn der Kartoffelschalentee aber nicht gut schmeckt ("gut" ist in diesem Zusammenhang natürlich im wahrsten Sinne des Wortes Geschmacksache), dann braucht ihn die Leber nicht. Dann muss er auch nicht getrunken werden.

Grundlage der Kur: Die besonderen Brühen & Tropfen

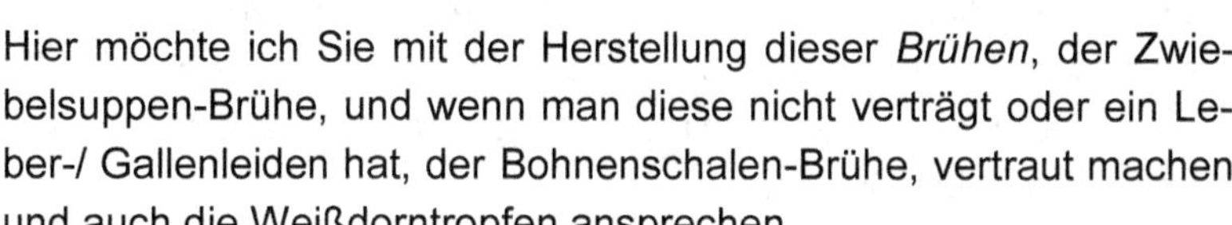

Die Brühen und Tropfen sind neben den Säften und Tees weitere, unverzichtbare Grundpfeiler der Krebskur.

Hier möchte ich Sie mit der Herstellung dieser *Brühen*, der Zwiebelsuppen-Brühe, und wenn man diese nicht verträgt oder ein Leber-/ Gallenleiden hat, der Bohnenschalen-Brühe, vertraut machen und auch die Weißdorntropfen ansprechen.

Zwiebelsuppen-Brühe

Während der Kur darf bzw. soll man ein bis zwei Teller voll Zwiebelsuppen-Brühe pro Tag (mittags, nicht abends) zu sich nehmen. Nur die Brühe, nicht die Zwiebel! Hat man kein Bedürfnis nach dieser Suppenbrühe, so kann man sie auch weglassen oder mittags nur einen Teller zu sich nehmen.

Zubereitung: Eine zitronengroße Zwiebel samt der äußeren, braunen Schale in kleine Stücke schneiden, in ein wenig(!) pflanzlichem Fett oder Öl goldbraun rösten. Meine Frau hat für die Zwiebelsuppen-Brühe ein paar Tropfen Olivenöl verwendet - aber nur einige Tropfen! Anschließend ca. ½ Liter kaltes Wasser dazu geben und solange kochen bis die Zwiebel richtig durchgekocht ist, das dürfte nach rund zwanzig Minuten Köcheln der Fall sein.

Zuletzt noch einen Pflanzenbouillon-Würfel oder eine Pflanzenbrühe dazugeben und kräftig umrühren. Dann abseihen (darunter versteht man das Abgießen einer Flüssigkeit aus einem Gefäß durch ein Sieb. So wird verhindert, dass Teeblätter o.ä. z.B. in eine Tee-

tasse gelangen) und nur die klare Brühe verwenden – ohne die Zwiebel!

Oft werde ich gefragt, ob diese oder jene Brühe (ob Beutel, Dose oder Würfel) die richtige sei. Dazu meine Antwort: Die Brühe muss definitiv eine Pflanzenbrühe oder eine Pflanzenbouillon sein.

Stören Sie sich nicht an der Angabe einer gewissen Salzmenge in der Brühe. Ohne dieses Salz schmeckt die Brühe meist nicht und die minimale Menge an Salz pro Portion fällt nicht ins Gewicht.

Halten Sie im Lebensmittelhandel nach Bio-Produkten doch Ausschau und probieren Sie das Angebot ruhig mal durch. Es geht ja um Ihren kulinarischen Höhepunkt des Tages!

Weil die Brühe ja für den Geschmack der Zwiebelsuppen-Brühe hauptverantwortlich ist, geht Probieren über Studieren, und jeder Geschmack ist anders. Sie haben sechs Wochen Zeit!

Wichtig: Bei Leber- und Gallenblasenkrebs sollte man nie einen Teller voll Zwiebelsuppen-Brühe auf einmal zu sich nehmen! Am besten etwa jede Stunde ca. 10 Esslöffel voll warm trinken bzw. „essen".

TIPP: Die Zwiebeln nicht wegwerfen: Als Zwiebelsuppe gegessen (natürlich nicht vom Kur-Patienten!) ist sie nicht nur köstlich sondern soll nach Aussage von Breuss z.B. auch gegen Knochen-Entkalkung (Osteoporose) helfen.

Bohnenschalen-Brühe

Achtung: Nur für Patienten mit Leber- oder Gallenleiden als Alternative zur Zwiebelsuppen-Brühe!

Falls Sie als Patientin oder Patient ein Leber- oder Gallenleiden haben, und die Zwiebelsuppen-Brühe nicht vertragen, bereitet man statt der Zwiebelsuppen-Brühe eine Bohnenschalen-Brühe. Während der Kur darf bzw. soll man in diesem Falle 1 bis 2 Teller voll Bohnenschalenbrühe pro Tag zu sich nehmen.

Nur die Brühe zu sich nehmen, nicht die Bohnenschalen!

Haben Sie kein Bedürfnis nach dieser Schalenbrühe, so kann man sie auch weglassen oder mittags nur einen Teller zu sich nehmen.

Zubereitung: Dürre Bohnenschalen (aus dem eigenen Garten?) in kleine Stücke schneiden, einen gehäuften Esslöffel davon in ein wenig pflanzlichem Fett oder Öl goldbraun rösten, anschließend ca. ½ Liter kaltes Wasser dazu geben und solange kochen bis die Bohnenschalen richtig durch gekocht sind. Zuletzt noch einen Pflanzenbouillon-Würfel dazugeben und nochmals kräftig umrühren. Dann abseihen und nur die klare Brühe verwenden!

Zur Art der Gemüsebrühe habe ich Ihnen bereits bei der Zwiebelsuppen-Brühe einige Informationen geliefert, die bei der Bohnenschalen-Brühe entsprechend gelten. Bitte also dort nachlesen.

TIPP: Wenn keine Bohnenschalen verfügbar sind (meine Beobachtung: Außerhalb der Erntezeit ist dies Standard!), so kann man die Brühe auch mit im Handel erhältlichen gemahlenen Bohnenschalen herstellen: Einen gehäuften Esslöffel gemahlene Bohnenschalen in einen Topf leeren, anschließend etwa ½ Liter kaltes Wasser dazu geben und 20 Minuten köcheln lassen. Zuletzt noch einen Teelöffel klare Brühe bzw. einen Pflanzenbouillon-Würfel dazugeben und nochmals kräftig umrühren. Dann absieben und nur die reine Brühe verwenden.

Weißdorntropfen

Zur Unterstützung der Herztätigkeit sollte man je nach Körpergröße 20 bis 40 Weißdorntropfen in der Frühe einnehmen.

Auch wenn das hier so einsam steht: Die Weißdorntropfen sind wichtig!

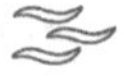

Grundlage der Kur:
Die besonderen Tees

Neben dem Gemüsesaft, den Brühen und Tropfen sind die Tees weitere, wichtige Grundpfeiler der Krebskur.

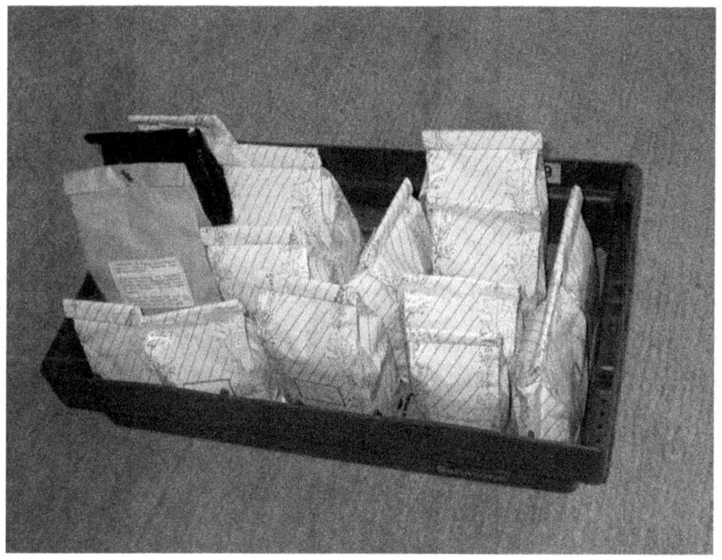

So oder ähnlich sieht Ihr Tee-Vorrat für die Kur aus

Grundsätzliches zu den Tees

Alle Tees müssen ohne Zucker und auch ohne Milch schluckweise und eingespeichelt getrunken werden!

Ausgenommen vom schluckweisen, eingespeichelten Trinken sind der Salbeitee in der Mischung nach Rudolf Breuss und die Tee-Spezialmischung, die man auch gegen den Durst trinken kann - und soll. Je mehr desto besser!

Zubereitet werden die Tees mit stillem Mineralwasser oder ganz normalem Leitungswasser oder so, wie Sie das bei Ihrem Tee bisher gewohnt waren.

Definitionen zur Tassengröße und zur „Prise“:

Breuss macht in seinem Buch bisweilen keine Angaben zur Tassengröße. Er lässt sogar des Öfteren die Tassen als Größenangabe weg und spricht nur über heißes Wasser. Ich habe bei 187 cm und 105 kg große Tassen (250 ml), genommen. Normale Tassen (150 ml) reichen für die meisten Patienten wohl aus.

Eine „Prise“ ist, grob geschnitten, was man mit drei Fingern nehmen kann, fein geschnitten, etwa ½ Esslöffel voll. Eine „Prise“ ist auch die Menge, die man greifen kann zwischen Daumen und zwei Fingern.

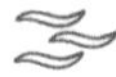

Bei <u>allen</u> Krebsarten zu nehmende Tees

Nierentee

Dieser Tee wird selbst gemischt aus

- 30 gr. Zinnkraut (botanisch: Equisetum arvense),
- 20 gr. Brennnesseln (botanisch: Urtica dioica, im Frühjahr *selbst* gesammelt am besten!),
- 15 gr. Vogelknöterich oder Wegtritt (botanisch: Polygonum aviculare) und
- 10 gr. Johanniskraut (botanisch: Hypericum perforatum).

Diesen sog. Nierentee in diesem Mischungsverhältnis als Vorrat selber mischen, denn da weiß man, was drin ist! Dieses Quantum reicht für eine Person ca. drei Wochen, denn der Nierentee darf <u>nur die ersten drei Wochen</u> getrunken werden.

Zubereitung: Für die Bereitung der drei halben Tassen Nierentee gibt man zwei Prisen Tee in einen Topf, übergießt sie mit einer Tasse heißem Wasser und lässt das ganze 10 Minuten ziehen. Dann abseihen (Trennen von Flüssigkeit und festen Stoffen z.B. durch Gießen durch ein Sieb) und an den Teesatz nochmals zwei Tassen heißes Wasser geben, 10 Minuten kochen, danach auch abseihen und zusammenschütten.

> Warum wird dieser Tee so zubereitet? Im Nierentee sind 5 Stoffe, die nicht gekocht werden dürfen, da sie beim Kochen zerstört würden. Dann ist noch ein sechster Stoff (Kieselsäure) enthalten, den wir nur bekommen, wenn man den Teesatz 10 min kocht.

Ringelblumentee

Zur Abwechslung zwischendurch trinkt man Ringelblumentee (bot. Calendula officinalis), der nach Breuss seit alters her als Krebsmittel bekannt ist. Ein bis zwei Teelöffel (2-3 gr.) werden mit heißem Wasser (ca. 150 ml) übergossen und nach 10 Minuten durch ein Teesieb gegeben.

Dieser Tee fördert in Kombination (aber bitte nicht mischen!) mit Salbei- und Storchenschnabelkrauttee die Tätigkeit der Ausscheidungsorgane, indem er die so genannte Viromycose, die Zellatmungsstörung im Blut, behebt (Original-Breuss-Buch Seite 49).

Salbeitee

Dieser Tee ist der wichtigste Tee von allen. Er besteht aus zwei Komponenten - aus den Salbeiblättern und aus einer Mischung zusätzlicher Tees für diesen speziellen Salbeitee.

TIPP: Diese Zutaten im Verhältnis 1:1:1 auf Vorrat (natürlich kann man wegen der großen Menge zunächst nur z.B. jeweils 50 Gramm) als Vorrat mischen:

- 100 gr. Johanniskraut (bot.: Hypericum perforatum),
- 100 gr. Pfefferminze (bot.: Mentha piperita),
- 100 gr. Melisse (botanisch: Melissa officinalis).

Ich habe diese Mischung „Teemischung – Zutaten-Tees für Salbei-Tee“genannt.

Zubereitung: Zunächst gibt man drei bis maximal vier Teelöffel voll Salbei (eher weniger als mehr, schmeckt sonst sehr streng) in einen Liter kochendes Wasser und lässt **ihn genau 3 Minuten kochen**. Wenn der Salbei 3 Minuten gekocht hat, wegstellen und von der „Teemischung – Zutaten-Tees für Salbei-Tee" noch drei bis vier Prisen zugeben. Man lässt dann alles noch 10 Minuten ziehen.

Hintergrundinformation: Im Salbei ist viel ätherisches Öl, was zum Gurgeln sehr notwendig ist, aber zum Trinken darf es nicht dabei sein. Und darum muss dieser Tee genau 3 Minuten gekocht werden. Nach 3 Minuten ist das Öl verkocht und in diesem Moment löst sich ein Lebensferment, das für alle Drüsen, Rückenmark und Bandscheiben **lebenswichtig** ist.

Zum **Gurgeln** (das hat nichts mit der Krebskur zu tun) lässt man 1,5 Teelöffel (ca. 2,5 gr.) Salbeiblätter (bot. Salvia officinalis) 10 Minuten in 150 ml heißem Wasser ziehen.

Wichtig: Bei den meisten Tee-Packungen gibt es leider keinen Hinweis auf die richtige Zubereitung des Salbeitees. Das betrifft nicht nur die spezielle Zubereitung des Salbeitees nach Rudolf Breuss (mit der Teemischung – Zutaten-Tees für Salbei-Tee), sondern auch die ganz normale Tee-Zubereitung nur aus den Salbeiblättern! Deshalb auch später:

Salbeitee grundsätzlich drei Minuten kochen und nicht, wie es meist auf der Packung/Tüte heißt, nur einfach 10 Minuten ziehen lassen!

Storchenschnabelkrauttee

Eine Prise des roten Storchenschnabelkrauts (Geranium Robertianum) 10 min. in einer Tasse heißem Wasser ziehen lassen. Pro Tag trinkt man über den Tag verteilt eine Tasse schluckweise kalt. Der Storchenschnabelkrauttee ist bei allen Krebsarten unbedingt notwendig, ganz besonders, wenn man schon bestrahlt wurde, denn er enthält etwas Radium. Dieser Tee fördert in Kombination mit Salbei- und Ringelblumen-Tee die Tätigkeit der Ausscheidungsorgane, indem er die Nieren anregt, Gifte auszuscheiden.

Tee-Spezialmischung

(dieser Ausdruck stammt von mir)

Diese spezielle Teemischung wird zur Vermeidung von Kalk- oder Calciummangel eigentlich bei Knochen- und Lungenkrebs empfohlen, leistet aber auch bei allen anderen Krebserkrankungen gute Dienste. Zu gleichen Teilen mischen Sie den Tee auf Vorrat:

- 100 gr. Spitz-/Breitwegerich (bot. Plantago lanceolata bzw. major),
- 100 gr. Isländischmoos (bot. Cetraria islandica),
- 100 gr. Lungenkraut (bot. Pulmonaria officinalis),
- 100 gr. Gundelrebe (bot. Glechoma hederacea),
- 100 gr. Königskerze (bot. Verbascum densiflorum)
- 100 gr. Muttern (botanisch: Meum Mutellina) – falls überhaupt erhältlich (siehe Kapitel 11 „Einkaufen für die Krebskur“).

Natürlich kann man wegen der großen Menge zunächst nur z.B. jeweils 50 Gramm als Vorrat mischen. Weil Breuss sagt, dass von den angeführten Kräutern nicht alle sechs unbedingt im Tee enthalten sein müssen, stellt es für den Kurerfolg kein Problem dar, wenn zur Zeit, und wahrscheinlich für immer, das Muttern nicht (mehr) erhältlich ist. Zubereitung: Von dem auf Vorrat gemischten Tee pro Tasse (ca. 150 ml) eine gute Prise in heißes Wasser geben und 10 Minuten ziehen lassen. Mindestens einen Liter (das entspricht etwa sechs bis sieben Prisen) pro Tag brühen und trinken. Von diesem Tee kann man trinken so viel man will, je mehr desto besser. Also eine genügend große Menge zubereiten!

TIPP: Es gibt während der Kur sicher die eine oder andere Gelegenheit, wo man in Gesellschaft etwas trinken sollte. Da aber Wasser (und alle sonstigen „Genüsse") nicht erlaubt ist, habe ich den fertigen Tee zu verschiedenen Gelegenheiten in einer Thermoskanne mitgeführt und mir vom Gastgeber oder vom Bedienungspersonal, das ich vorher darum gebeten hatte, ein (so sah der kalte Tee dann wirklich aus) „Weinschorle" servieren lassen.

Zusätzliche Tees für bestimmten Krebs

Augentrosttee

Nur anzuwenden bei **Augenkrebs**

Eine Prise Augentrost (botan. Euphrasia rostkoviana) in einer Tasse heißem Wasser 10 Minuten ziehen lassen. Pro Tag diese Tasse Tee zusätzlich schluckweise kalt trinken.

Baldriantee

Nur anzuwenden bei **Magenkrebs** und gleichzeitigem **Magenleiden**

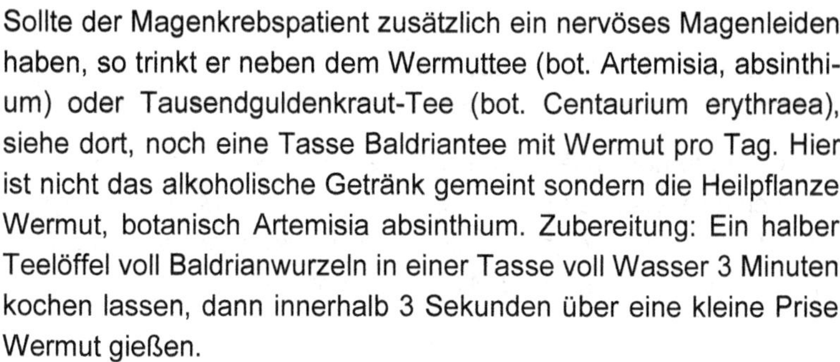

Sollte der Magenkrebspatient zusätzlich ein nervöses Magenleiden haben, so trinkt er neben dem Wermuttee (bot. Artemisia, absinthium) oder Tausendguldenkraut-Tee (bot. Centaurium erythraea), siehe dort, noch eine Tasse Baldriantee mit Wermut pro Tag. Hier ist nicht das alkoholische Getränk gemeint sondern die Heilpflanze Wermut, botanisch Artemisia absinthium. Zubereitung: Ein halber Teelöffel voll Baldrianwurzeln in einer Tasse voll Wasser 3 Minuten kochen lassen, dann innerhalb 3 Sekunden über eine kleine Prise Wermut gießen.

Bibernelltee

Nur anzuwenden bei **Gaumen**-, **Lippen**-, **Zungen**-, **Halsdrüsen**- und **Kehlkopfkrebs**

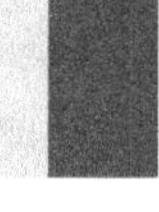

Bei Gaumen-, Lippen-, Zungen-, Halsdrüsen- und Kehlkopfkrebs mit Bibernelltee (Pimpinella) spülen und gurgeln. Öfter am Tag einen Teelöffel voll Bibernelltee in einer Tasse voll Wasser 3 Minu-

ten kochen. Danach mit einem Esslöffel voll Tee spülen und gurgeln und dann ausspucken. Mit dem 2. Löffel macht man das genauso. Mit dem 3. Löffel voll spülen bzw. gurgeln und dann den Tee schlucken.

Kartoffelschalentee

Nur anzuwenden bei **Leberkrebs**

Bei Leberkrebs zusätzlich zwei Tassen Kartoffelschalentee pro Tag schluckweise kalt oder warm trinken. Eine Hand voll rohe Kartoffelschalen in zwei Tassen voll Wasser 2-4 Minuten kochen. Wenn dieser Tee gut schmeckt, dann braucht ihn die Leber. Wenn er schlecht schmeckt, dann braucht man ihn nicht zu trinken.

Melissentee

Nur anzuwenden bei **Gehirntumor**

Bei Gehirntumor zusätzlich ein bis zwei Tassen Melissentee pro Tag schluckweise kalt trinken. Goldmelisse (bot. Monarda didyma) oder Zitronenmelisse (bot. Melissa officinalis) oder gemischt. Eine Prise im heißen Wasser 10 Minuten ziehen lassen.

Schöllkrauttee

Nur anzuwenden bei **Hautkrebs**

Eine Prise Schöllkraut in einer Tasse heißem Wasser 10 Minuten ziehen lassen und lauwarm anwenden. Wenn kein frischer Schöllkraut-Saft (Chelidonium majus) zur Verfügung steht, beispielsweise im Winter, nimmt man bei der Bekämpfung des Hautkrebses Schöllkraut-Tee oder Schöllkrauttinktur zum Betupfen oder Waschen, aber auch nur um die Wunde herum. Man kann sich von

Kräuterversendern auch eine lebende Pflanze kommen lassen und diese 6 Wochen pflegen. - Frisch ist halt frisch!

Silber- und Frauenmäntele-Tee

Nur anzuwenden bei **Brust-, Eierstock, Gebärmutterkrebs**

Eine Tasse Silbermäntele (bot. Alchemilla, alpina) und Frauenmäntele (bot. Alchemilla, vulgaris) mit gelber Taubnessel/Goldnessel (bot. Lamium galeobdolon) oder weißer Taubnessel (botanisch Lamium, album) pro Tag schluckweise kalt trinken.

TIPP: Wenn man sie besorgen kann, so kauft man alle vier Sorten Tee, Silbermäntele, Frauenmäntele, Taubnessel/Goldnessel und weiße Taubnessel und mischt sie etwa im Verhältnis 1:1:0,5:0,5 als Vorrat. Zum Aufbrühen nimmt man eine gute Prise der Mischung pro Tasse und lässt sie 10 Minuten ziehen.

Weidenröschen-Tee

Nur anzuwenden bei **Hoden**- und **Prostatakrebs**

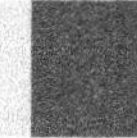

Jeweils eine Prise kleinblütiges Weidenröschen (Herba Epilobii parvifloris concis) in zwei Tassen heißem Wasser 10 Minuten ziehen lassen. Täglich trinkt man dann, über den Tag verteilt, diese beiden Tassen schluckweise kalt.

Wermut- oder Tausendguldenkrauttee

Nur anzuwenden bei **Magenkrebs**

Bei Magenkrebs trinkt man zusätzlich eine Tasse Wermuttee (bot. Artemisia, absinthium), oder Tausendguldenkraut-Tee (bot. Centaurium erythraea), pro Tag schluckweise kalt. Eine kleine Prise nur 3 Sekunden in einer Tasse heißem Wasser ziehen lassen.

Wermuttee

Nur anzuwenden bei **Leber**- und **Gallenblasenkrebs**

Bei Leber- und Gallenblasenkrebs trinkt man zusätzlich etwa eine Tasse Wermuttee (bot. Artemisia, absinthium) pro Tag schluckweise warm oder kalt. Zubereitung: Die ersten fünf bis sechs Tage eine kleine Prise Wermut 10 Sekunden in einer Tasse heißem Wasser ziehen lassen, ab dem siebenten Tag dann nur noch 3 Sekunden, da der Tee sonst zu stark wird!

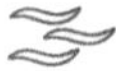

Kapitel 13

Meine Krebs-Story, Teil 7

Viele gesunde Jahre nach der Breuss-Kur

Was macht Thomar heute?

Sekundengenau um Mitternacht des 42-sten Tages meiner Kur, also am frühen Morgen des 26. April 2004, begann ich, von einer Banane mit Genuss - ganz langsam - zu essen...

Inzwischen weiß ich, dass dies nicht gerade optimal war für das Fastenbrechen und die Aufbautage danach. Das kann - und muss - man besser machen.

Seither habe ich viel gelernt. Habe mich ununterbrochen neun Jahre mit Krebs, mit der Naturheilkunde und natürlich auch mit der Onkologie beschäftigt. Mein Hauptthema ist und bleibt aber Rudolf Breuss und seine Saftkur. Und daraus abgeleitet die Themen HEILFASTEN und KREBSKUR.

Wenn ich nun behaupten würde, dass ich ein ruhiges Pensionärs-Dasein fristen würde, muss ich Sie enttäuschen. Von „ruhig" kann keine Rede sein. Das kann man auch den nächsten Zeilen entnehmen. Und Pensionär, das stimmt von der Definition her schon,

doch ich lebe nicht so. Sondern vielmehr als rastloser Unternehmer. Habe ich doch immer noch die GmbH „am Hals“.

Über diese Firma, die *Jürgen H.R. Thomar Unternehmensberatung GmbH*, „geerbt“ von meinem früheren EDV-Unternehmen, wickle ich alle Dinge und alle Vorkommnisse ab, die mit Breuss, mit dem HEILFASTEN, mit der KREBSKUR und mit den anfragenden Krebspatientinnen und -patienten zu tun haben.

Damit Sie sich eine Vorstellung von der Größe der GmbH machen können, hier das komplette Personal: Geschäftsführer, Gesellschafter, Autor, Verleger, Berater, Einkäufer, Verkäufer, Vortragsredner, Büromitarbeiter, Telefonzentrale und einfach „Mädchen für Alles“: Das bin ich, Jürgen H.R. Thomar. Meine liebe Frau macht dankenswerterweise die Buchhaltung und liest meine entstehenden Bücher zur Kontrolle, sie macht also den dringend notwendigen Lektor. - Damit ist schon das ganze Personal der Firma aufgezählt.

Bücher

Über beide Themen, übers HEILFASTEN und über die Breuss-Krebskur habe ich schon einige Bücher geschrieben bzw. diverse Neuauflagen herausgebracht. Ist es doch weiterhin mein Ziel, und soll es auch bleiben, dass die Breuss-Kur noch bekannter wird, und dass möglichst viele Menschen diese Kur durchziehen und gesund werden.

Die Breuss-Kur sollte eines Tages, wie es beispielsweise Frau Dr. Veronica Carstens schon lange empfiehlt, <u>vor</u> jeder Operation, <u>vor</u> jeder Bestrahlung und <u>vor</u> jeder Hormon-Therapie durchgeführt werden, und nicht erst, wenn der Patient "austherapiert" ist.

Mich interessiert natürlich auch alles, was damit zusammenhängt, dass immer mehr Menschen an Krebs erkranken. Deshalb auch

die Hinweise in diesem Buch und in meinen anderen Büchern auf vieles, was uns mehr schadet als nützt, ob es nun beispielsweise das schlimme Trinkwasser in Deutschland ist, oder das problematische Schweinefleisch, oder kohlensäurehaltige Getränke, oder Zucker, weißes Mehl usw.

Betroffen gemacht hat mich in diesem Zusammenhang die Nachricht, dass jeder zweite Krebsfall vermeidbar wäre, und dass der Lebensstil bis zu 70% der Krebsfälle beeinflusst. Warum sagt uns das kein Arzt? Und kein Politiker?

Internet

Demselben Ziel wie meine Bücher dient natürlich auch mein Internet-Auftritt unter www.breuss-kur.de. Dank dieser Website habe ich weltweiten Kontakt zu Patientinnen und Patienten, die eine Lösung oder einen Ansprechpartner für ihre schwere Krankheit suchen.

Es freut mich, dass die Website so gut angenommen wird. Die Besucherzahl hat die Viertelmillion bereits überschritten. Und wenn man z.B. bei Google „Jürgen H.R. Thomar" eingibt, so erhält man bei der Suche nach Seiten auf Deutsch innerhalb von 0,08 Sekunden 567.000 Einträge über mich, meine Bücher und so weiter. Der Internetauftritt ist mein „Tor zur Welt", über das ich die Breuss-Kur weltweit bekannter machen will. Das scheint zu gelingen. Dankbar wäre ich übrigens für Vorschläge, die Website zu verbessern, ihr noch mehr Anziehungskraft zu verleihen.

Vorträge

Demselben Ziel wie meine Bücher und meine Website dienen meine Vorträge mit dem Thema *„HEILFASTEN nach Rudolf Breuss, einfach genial oder Wie ich den Krebs in 42 Tagen besiegte"*. Ich

dränge mich nicht, diesen oder einen anderen Vortrag zu halten, ließe mich aber ggf. dazu überreden. Wichtig beim Vortrag ist mir aber, dass am Ende „was rauskommt", d.h. ich kann oder konnte hilfesuchenden Krebspatientinnen und -patienten helfen, wenn sie – wie es mir gegangen ist – mit dem Rücken an der Wand stehen.

Studie/Auswertung

Grundlage für eine weitere Verbreitung der Breuss-Kur soll die geplante Studie sein. *"Ich wäre sehr glücklich, wenn man meine Krebskur noch verbessern könnte in Kombination mit anderen erfolgreichen Methoden der Krebsbehandlung."* (Rudolf Breuss in "KREBS / Leukämie und andere scheinbar unheilbare Krankheiten mit natürlichen Mitteln heilbar". Und an anderer Stelle schreibt er: *"Zum Schluss möchte ich nun alle verehrten Wissenschaftler recht herzlich bitten, meine Erfolge in der Krebsbehandlung ... wissenschaftlich zu überprüfen, um mit mir diesen Leidenden zu helfen und nicht gegen mich zu arbeiten, nur weil ich kein Mediziner bin."*

Dieser Wunsch ist Rudolf Breuss zu Lebzeiten und auch posthum nicht erfüllt worden. Das soll nun anders werden: Studienrelevante Daten sollen erfasst, gesammelt, aus- und bewertet werden, um in eine Studie mit dem vorläufigen Titel „Auswirkungen der Saft-Fastenkur nach Rudolf Breuss" einzufließen. Vorrangig soll in einer retrospektiven Studie die Wirkungsweise der Kur wissenschaftlich analysiert werden. Hierzu wurden entsprechende Formblätter entwickelt, die von mir allen Menschen übermittelt werden, die die Breuss-Kur mit oder ohne Erfolg gemacht oder gar abgebrochen haben. Die Mammutaufgabe, diese Formblätter auszuwerten und damit die Grundlage für die Studie zu legen, habe ich übernommen, weil ich der Meinung bin, dass man nur so der Schulmedizin nahe legen kann, sich - endlich - mit der Kur zu beschäftigen.

Öffentlichkeit

Wenn man die Breuss-Kur weiter bekannt machen will, so darf man mit seinem Wollen „nicht hinter dem Berg halten". Nein, man muss die Öffentlichkeit suchen. Auf der einen Seite komme ich diesem Ziel mit meinen Büchern und der Internet-Seite näher.

Auf der anderen Seite heißt es, die Medien zu bemühen. Dieses Ziel - mit seiner enormen Reichweite - heißt es, permanent zu verfolgen.

Nachdem ich am 29. Oktober 2010 im SWR Fernsehen in einer Diskussionsrunde bei Wieland Backes unter dem Thema „Essen – Feind oder Lebenselixier?" die Breuss-Kur und ihre Erfolge vorstellen konnte, führte der Sender ENERGY, BERLIN 103,4 mit mir ein Interview, das bundesweit ausgestrahlt wurde, ebenfalls zum Thema Krebs und Naturheilverfahren.

Im Sommer 2012 schließlich drehte die KRfilm, Berlin, mit einer durch die Breuss-Kur geheilten Brustkrebspatientin eine Dokumentation unter dem Titel „Sterben fällt aus - Leben mit Krebs", die am 4. September 2012 in Sat.1 bundesweit ausgestrahlt wurde, und mit dazu beitrug, die Breuss-Kur bekannter zu machen.

Ein Wiedersehen nach acht Jahren

Im Frühjahr 2012, also acht Jahre nach meiner Kur, und 13 Jahre nach der erfolgreichen Breuss-Kur des Herrn Schatz, trafen wir uns, die Ehepaare Schatz, Thomar und Waldvogel, erneut - bei bester Gesundheit. Dieses Mal zu einem gemeinschaftlichen Abendessen in Salem und gedachten früherer Zeiten und dem, was uns Rudolf Breuss geschenkt hat.

Der nächst passende Termin für ein Treffen wäre wohl das Frühjahr 2014, weil dann mein 10jähriger „Geburtstag“ und der 15jährige von Edwin Schatz zu feiern wäre.

(Anmerkung der Tochter Christina Thomar Anfang 2015: „Leider konnte obiges Treffen nicht mehr stattfinden, da mein Vater im Oktober 2012 unerwartet an einem Infarkt starb. Wir wollen aber sein Engagement weiter fortführen, auch die Studie zur Breuss-Kur wird eines Tages durchgeführt werden, dazu sammeln wir weiterhin ausgefüllte Formblätter. Sodass eines Tages der Wunsch von Rudolf Breuss und auch von meinem Vater wahr wird, die Breuss-Kur wissenschaftlich überprüfen zu lassen. Wir arbeiten daran.“)

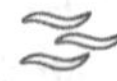

Kapitel 14

Immer mehr Deutsche erkranken an Krebs

Neue Zahlen des Robert-Koch-Instituts

zuletzt aktualisiert: .12.2018

Die Zahl der Krebsfälle in Deutschland steigt. Das besagen neue Zahlen des Berliner Robert-Koch-Institutes. Als Hauptgrund für die Entwicklung gilt die Demographie. Dank einer besseren Früherkennung ist das Risiko, am Krebs zu sterben, jedoch gesunken.

Allein im Jahr 2014 sind nach einer neuen Schätzung des Berliner Robert Koch-Instituts hierzulande rund 500.000 Menschen neu an Krebs erkrankt. Das sind bis zu 64 000 mehr als zehn Jahre zuvor. Für 2020 rechnet das Robert Koch-Institut mit über 520 000 Erkrankungen.

Hauptgrund: Die Zahl der älteren Menschen, bei denen Krebs zumeist auftritt, wächst. Schon Anfang des Monats hatte die Studie einer Krankenkasse einen Anstieg der Erkrankungsrate um 30 Prozent für das Jahr 2050 prognostiziert.

Hinzu kommt ein erwarteter Anstieg der entdeckten Brustkrebsfälle in der ersten Phase des Mammographie-Screening-Programms. Auch das intensivierte Hautkrebs-Screening hat demnach zu einem deutlichen Anstieg der Neuerkrankungsraten geführt.

Nach Angaben des Deutschen Krebsforschungszentrums treten fast alle Krebsarten bei älteren Menschen sehr viel häufiger auf als bei Jüngeren. Auf einen unter 15-Jährigen, der eine Krebsdiagnose erhält, kommen demnach 200 bis 300 über 80-Jährige.

Hochgerechnet auf 2015 leben in Deutschland etwa 1,5 Millionen Menschen, bei denen die Diagnose Krebs in den vergangenen fünf Jahren gestellt wurde, etwa die Hälfte davon sind Frauen. Brustkrebs macht bei den Frauen etwa ein Drittel aller Fälle aus, bei den Männern ist Prostatakrebs mit einem Anteil von etwa 25 Prozent weiter die häufigste Krebsart.

Durch bessere Therapien ist der Anteil der Todesfälle weiter gesunken: Vor 1980 starben mehr als zwei Drittel an ihrer Krebserkrankung, heute sind es weniger als die Hälfte.

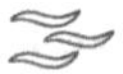

Anlage 1

Literaturverzeichnis

- Breuss, Rudolf: *KREBS/Leukämie und andere scheinbar unheilbare Krankheiten mit natürlichen Mittel heilbar. Ratschläge zur Vorbeugung und Behandlung vieler Krankheiten, Originalausgabe,* Merk-Verlag, 1990, ISBN: 3-00-018407-4
- Breuss, Rudolf: *Die Breuss KREBSUR, Ratschläge zur Vorbeugung und die natürliche Behandlung von Krebs, Leukämie und anderen scheinbar unheilbaren Krankheiten, neue überarbeitete Ausgabe, Eigenverlag Rudolf Breuss, Breuss-Versandbuchhandlung Walter Margreiter, im Hag 23, A-6714 Nüziders/ Austria,* 2005, ISBN: 3-00-00429-0
- Carstens, Veronica, Dr. med.: *Diagnose und Therapie von Krebs mit Mitteln der Erfahrungsheilkunde*, Schriftenreihe von Natur und Medizin e.V., 2000
- Eickelen, Knut „Key", „Krebs wenn nicht heilbar dann besiegbar", 2009, Books on Demand GmbH, ISBN: 9783839102558
- "Krebsgeschehen", Zeitung für Klinik und Praxis der Onkologie: *Hat das Fasten in der Therapie von Tumorpatienten einen Sinn?* Onkologischer Fachbericht über die Krebs-Kur nach Rudolf Breuss, zu beziehen bei der Breuss-Versandbuchhandlung Walter Margreiter, DIN A4, 8 Seiten
- Thomar, Jürgen H.R.: *Die KREBSKUR nach Rudolf Breuss richtig gemacht*, 2014, Amazon, ISBN: 978-3-00-032634-9
- Thomar, Jürgen H.R.: *Heilfasten nach Rudolf Breuss, einfach genial*, 2007, Verlag DIE SILBERSCHNUR, Caducee Edition, ISBN: 978-3-89845-191-8
- Wikipedia ist eine 2001 gegründete freie Online-Enzyklopädie in zahlreichen Sprachen. Der Name *Wikipedia* ist ein Kunstwort, hergeleitet aus „Wiki" (hawaiisch für „schnell") und „Encyclope

dia“, dem englischen Wort für Enzyklopädie. Wie bei Wiki-Projekten üblich werden die Artikel bei Wikipedia in kollektiver Autorschaft gemeinschaftlich erstellt und geändert. In den meisten Sprachversionen ist dazu keine Registrierung erforderlich.

Die deutschsprachige Wikipedia umfasst über eine Million und die englischsprachige Wikipedia über drei Millionen Artikel.

Die Wikipedia ist gegenwärtig das meist benutzte Online-Nachschlagewerk und rangiert auf Platz sieben der meistbesuchten Websites. Die englischsprachige Version ist mit Abstand die am häufigsten aufgerufene, sie wird gefolgt von der japanischen und der deutschsprachigen.

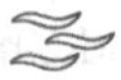

Anlage 2

Adressenverzeichnis

- *Fastenärzte*: Ärztegesellschaft Heilfasten und Ernährung e.V., Wilhelm-Beck-Str. 27, D-88662 Überlingen, Internet: www.aerztegesellschaftheilfasten.de, Mail: info@aerztegesellschaft-heilfasten.de, Sekretariat, Tel.: ++49(0)75 51-807825
- Häuser, in denen die Breuss-Kur durchgeführt wird:
  - *Fastenzentrum Samariter-Werk* - Das Samariter-Werk wurde 1927 von Pfarrer Otto Kaiser gegründet. Er gilt als einer der Pioniere des Heilfastens und findet schon im Original-Breuss-Buch Erwähnung. Seit vielen Jahren wird in seinen beiden Häusern neben dem Samariter-Heilfasten auch das Breuss-Fasten durchgeführt. Zwei Einrichtungen bieten sich für die Breusskur an, eines in Hörstel im Tecklenburgerland, einer Region Westfalens, und eines in Volkertshausen, unweit des Bodensees.
    - Samariter-Fastenzentrum D-48477 Hörstel, Gravenhorster Str. 12, Tel.: ++49(0)5459-934678, Mail: hoerstel@fasten-zentrum.de, www.fasten-zentrum.de
    - Samariter-Fastenzentrum D-78269 Volkertshausen, Samariterweg 7, Tel.: ++49(0)7774-92900, Mail: volkertshausen@fasten-zentrum.de, www.fasten-zentrum.de
  - *Stilles Haus - Bergfreiheit*: Ein sehr empfehlenswertes Haus, in dem die Breuss-Krebskur betreut durchgeführt werden kann. Ruhige Lage, engagiert und umsichtig geführt - ganz im Sinne von Rudolf Breuss. Naturheilpraxis, Heilfasten, Yoga, Meditation, gesund abnehmen, vegetarisch essen, Wandern, Ruhe und Erholung. Ansprechpartner: Christian T. Grünemei, Heilpraktiker, Homöopath, Ernährungs- und Fastenspezialist. Weitere erfahrene Therapeuten sind auf Wunsch im Hause. Auch ärztliche Betreuung ist möglich., D-34537 Bad Wildungen, Tel.: ++49 (0)5626-999-510, Internet: www.stilles-haus.de, Mail: info@stilleshaus.de

  - www.fastenfuergeniesser.com
    www.gesundheitsfoerderung.at

  - www.huegellandhof.at

  - Fasten im Triestingtal: www.gesund-fasten.at

- *Gesund und Fit Vertrieb*, Jürgen Sihn, Möllner Landstr. 254, D-22117 Hamburg, Tel. ++49(0)40-71402788 Fax. 714027-96, Mail: dornbreussschule@msn.com
- *Naturheilpraxis*:
  - *Brigitte &.Harald Fleig*, Schulungszentrum für Wirbelsäulentherapie nach Breuss-Dorn-Fleig, D-79657 Wehr, Internet: www.breuss-dorn-fleig-therapie.de, Mail: harald.fleig@ t-online. de, Tel.: ++49(0)7762-7260
  - *HP Gerhard Kerber*, Praxis für Psycho-Somatische Therapie, Naturheilverfahren, Heilenergetische Behandlung, Hypnosetherapie, D-88682 Salem, Mail: G.Kerber@vdk-internet.de, Tel.: ++49(0)7553-829268
  - *HP Olaf Schultz-Friese*, Energetische Therapie, Colon-Hydro-Therapie, Bioresonanz (MORA), D-88348 Bad Saulgau, Internet: www.naturheilpraxis-bad-saulgau.de, Mail: olaf@schultz-friese.de, Tel.: ++49(0)7581-2861
- *Schlafplatzuntersuchung: Baubiologische Schlafplatz-/Hausuntersuchung*: Windmöller JANatur, Dipl. Ing. Frank Windmöller, Baubiologe IBM, Heilenbecker Str. 161, D-58256 Ennepetal, Tel: ++49(0) 2333-974045, www.janatur-pur.com, Mail: info@ janatur-pur.com
- *Schlafplatzuntersuchung: Geovital, Akademie für Naturheilverfahren*, A-6934 Sulzberg (Vorarlberg), Internet: www. geovital.com, Mail: hilfe@geovital. com, Tel. ++43(0)5516-24 671
- *Schlafplatzuntersuchung: Vereinigung deutscher Rutengänger*, Vermittlung geprüfter und qualifizierter Rutengänger, D-65321 Heidenrod-Nauroth, Tel: ++49(0) 180-5005187, Internet: www. rutengaengerverein. de, Mail: info@rutengaengerverein.

- *Trinkwasser-Aufbereitung*: Gutes Wasser GmbH, Am Berghof 5, D-88630 Pfullendorf, Tel: ++49(0)7552/9337970, Fax: 9337979 Internet:www.guteswasser.info,
Mail: kontakt@guteswasser.info

- *Wilfried Schneider*: Leinöl & Leinsamen, Gesundheit beim Essen Batterweg 9, D-76530 Baden-Baden, Tel: ++49(0)7221-3989-577, Fax: 3989578, Mail: info@wilfried-schneider.de, Internet: www.wilfried-schneider.de

- *Spinal-Care®,* Inhaber Michael Rau, Römerstr. 56, 76448 Durmersheim, Tel: ++49(0)7245-93719-5, Fax: 93719-4, Internet: www.breuss-dorn-shop.de, Mail: info@breuss-dorn-shop.de

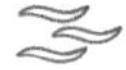

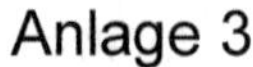

Anlage 3

Bücher zur Breuss-Kur

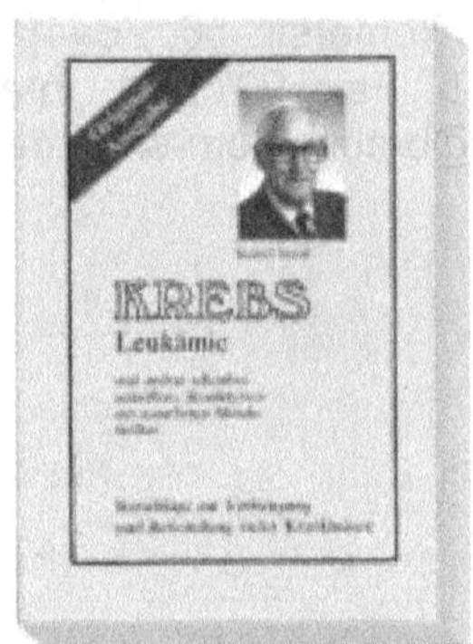

Rudolf Breuss: *KREBS/Leukämie und andere scheinbar unheilbare Krankheiten mit natürlichen Mitteln heilbar*

Der Bestseller von Rudolf Breuss. Das Original.

Seit seiner Herausgabe im Jahre 1978 wurden weltweit, in diversen Sprachen, über 1,5 Million(!) Exemplare verkauft. Im Kern des Buches geht es um die Krebskur.

Format 11,5 x 16,7 cm, 135 gr.,

164 Seiten,10,70 EUR.

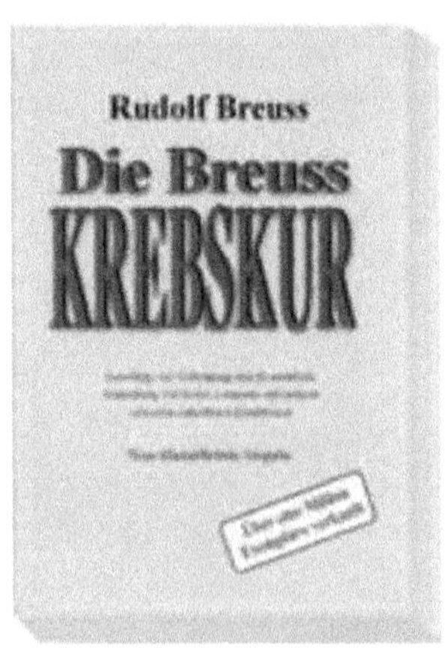

Vorbemerkungen: *Dieses Buch empfehle ich allen, die sich für die Breuss-Kur interessieren, und dieses Buch dem Original vorziehen.*

Rudolf Breuss: **Die Breuss KREBSKUR**

Erweiterte und neu überarbeitete Auflage aus dem Jahre 2005. Dies ist im Prinzip das obige Buch, aber eben nicht das Original, sondern die von einem Enkel des Rudolf Breuss überarbeitete, aktualisierte Ausgabe für den internationalen Markt.

Format A5, 180 gr., 128 Seiten, erschienen 2005,13,90 EUR.

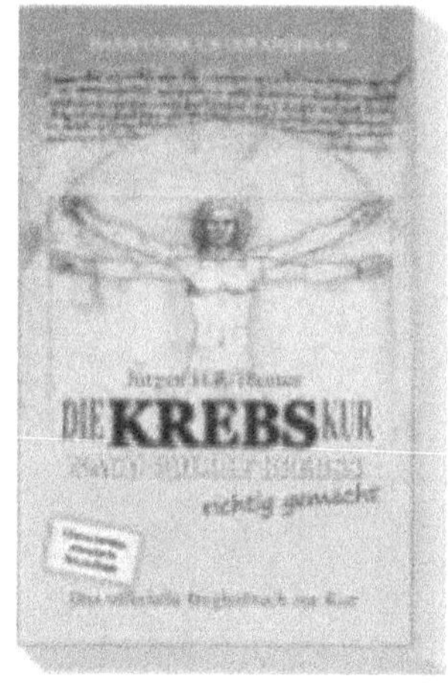

Jürgen H.R. Thomar: *Die KREBSKUR nach Rudolf Breuss richtig gemacht*

DAS HANDBUCH DER KREBSKUR.

Das **offizielle Begleitbuch zur Krebskur** mit wertvollen Tipps und Ratschlägen aus der Sicht eines Krebspatienten, der den Krebs mit der Breuss-Kur besiegt hat. Erweiterte, gebundenen Ausgabe.

Dieses Buch informiert umfassend über die Kur und ihre Hintergründe. Ein eingehend behandelter onkologischer Fachbericht der Schulmedizin zeigt, dass die Kur auch aus deren Sicht helfen kann.

Format A5, 367 gr., 256 Seiten,

erschienen 2014, 22,80 EUR.

Vorbemerkungen: *Wenn Sie die Breuss-Kur als ganz normales **Heilfasten**, also **<u>nicht</u>** zum Kampf gegen den Krebs, machen wollen, so empfehle ich Ihnen mein HANDBUCH DER GESUNDHEITSKUR, das Ihnen aufzeigt, wie gesund das Heilfasten für Sie ist.*

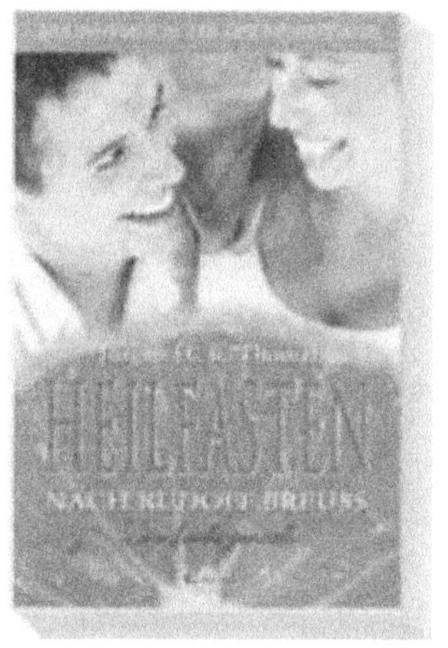

Jürgen H.R. Thomar: **HEILFASTEN nach Rudolf Breuss, einfach genial.**
Präzise Ratschläge für die Fastenkur - auch für die Zeit danach! Dieses Buch zeigt Ihnen, wie Sie Ihr Leben verändern sollten, egal ob vor oder nach einer Breuss-Kur. Hier erfahren Sie dazu Näheres.

Format 13,5 x 210 cm, broschiert, 265 gr., 176 Seiten, erschienen 2007, 14,90 EUR.